Sitzungsberichte
der Akademie der Wissenschaften
der DDR
Mathematik – Naturwissenschaften – Technik

20 N

1979

Rigomar Rieger

Struktur und Strukturumbauten der Chromosomen vielzelliger Organismen

AKADEMIE-VERLAG · BERLIN

Sitzungsberichte
der Akademie der Wissenschaften
der DDR
Mathematik — Naturwissenschaften — Technik

Jahrgang 1979 · Nr. 20/N

Rigomar Rieger

Struktur und Strukturumbauten der Chromosomen vielzelliger Organismen

AKADEMIE-VERLAG · BERLIN
1979

Vortrag von Rigomar Rieger, Ordentliches Mitglied
der Akademie der Wissenschaften der DDR,
in der wissenschaftlichen Sitzung des Plenums
der Akademie am 14. Juni 1979

Herausgegeben im Auftrage
des Präsidenten der Akademie
der Wissenschaften der DDR
von Vizepräsident Prof. Dr. Heinrich Scheel

Erschienen im Akademie-Verlag, 108 Berlin, Leipziger Straße 3—4

Lizenznummer: 202 · 100/54/80
Gesamtherstellung: VEB Druckhaus Köthen
Bestellnummer: 762 829 2 (2010/79/20/N) · LSV 1355
Printed in GDR
DDR 5,— M

1. Einleitung

Chromosomen sind fibrillär gebaute, im Verlauf des Zellteilungszyklus einem regelmäßigen Formwechsel unterliegende Zellorganellen, die den Hauptteil der genetischen Information der höheren, in Zellkern und Cytoplasma kompartimentierten Zelle (der Eucyte) enthalten und mit bestimmten Techniken anfärbbar sind (Abb. 1). Ehe das gegenwärtige Wissen zu Struktur und Funktion dieser außerordentlich komplex gebauten Zellorganellen umrissen wird, einige wenige und notwendigerweise sehr summarische Bemerkungen zur Geschichte der Chromosomenforschung:

– 1875 beschrieb der Botaniker Strasburger erstmalig färbbare Strukturen im Zellkern [64], die 1888 von Waldeyer als Chromosomen bezeichnet wurden [69].

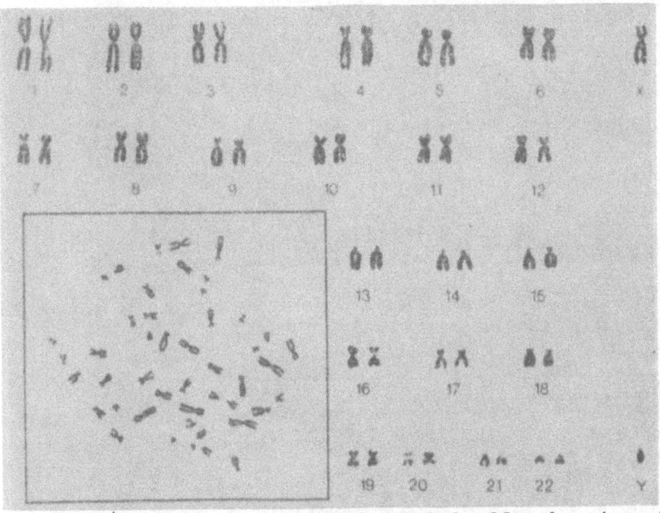

Abb. 1 Der Normale Chromosomenbestand des Menschen (männliches Geschlecht, 46 Chromosomen, darunter zwei sogenannte Geschlechtschromosomen: X und Y) in paarweiser Anordnung (sogen. Denver-London System der Gruppierung). Metaphase der Mitose mit maximal kompaktierten (verkürzten) Chromosomen (aus 48)

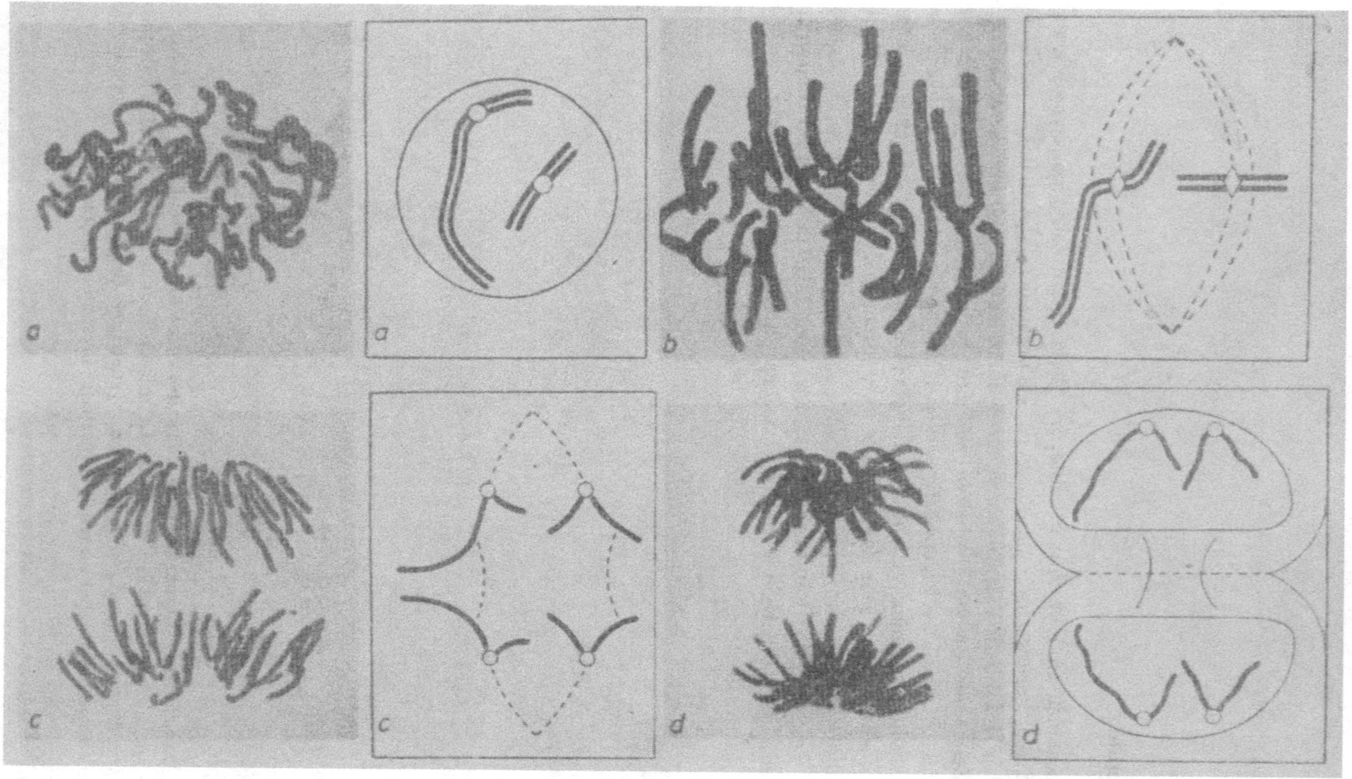
a
a
b
b
c
c
d
d

– Schneider (1873), Bütschli (1875) und andere Autoren berichteten über die Mitose [59, 9], d. h. die Kernteilung der Körperzellen, in deren Verlauf genetisch identische Tochter-Zellkerne und Zellen entstehen (Abb. 2).
– 1889 wurde von Boveri die Chromosomenkontinuität in aufeinanderfolgenden Zellteilungen sowie die Rolle der Befruchtung und Zellteilung bei der Vererbung erkannt [4].
– Ende des 19. Jahrhunderts konnte gezeigt werden, daß die Chromosomenzahl im Verlaufe der Meiose, d. h. der mit der Keimzellbildung verbundenen „Reduktionsteilung" halbiert wird [5, 24, 57] und die in der Meiose nachweisbaren Chromosomenpaare von homologen Chromosomen gebildet werden, die bei der Befruchtung durch den mütterlichen und väterlichen Gameten zusammengeführt werden [4] (Abb. 3).

Alle diese Befunde wurden noch vor der Wiederentdeckung der Mendelschen Vererbungsregeln im Jahre 1900 (Correns, v. Tschermak, De Vries) erhoben. Unmittelbar darauf wurde die Chromosomentheorie der Vererbung durch Sutton (1903) formuliert, wonach die Chromosomen als Träger genetischer Information die materielle Basis der sog. „Kern-Vererbung" darstellen und die Gesetzmäßigkeiten der Genverteilung von Zelle zu Zelle im Verlaufe der Mitose und von Generation zu Generation in der Meiose durch das charakteristische Chromosomenverhalten während der Kernteilung bedingt sind [66]. Seit der ersten Beschreibung färbbarer Strukturen im Zellkern durch Strasburger im Jahre 1875 sind zahllose Untersuchungen zur Chromosomenstruktur und -funktion durchgeführt worden, die das Wissen um diese Zellorganellen außerordentlich vermehrt haben. Eine besondere Rolle spielten dabei die in den letzten ca. 20 Jahren eingesetzten modernen zellbiologischen und biochemischen Methoden. Die dabei erarbeiteten Daten haben zu wesentlich vertieften Einsichten geführt, ohne daß aber die Chromosomenstruktur heute bereits in allen Details verstanden wäre. Das gleiche gilt für wichtige Aspekte des Chromosomenverhaltens während der Kernteilung und Informationsabgabe zur Realisierung genetisch determinierter Leistungen der Zelle und des Organismus. Unter Beschränkung auf die wesentlichsten Aspekte soll im folgenden versucht werden, den gegenwärtigen Wissensstand zur Chromosomenstruktur zu umreißen. Dabei wird die Betonung bei den Daten liegen, denen im Zusammenhang mit der nachfolgenden Behandlung der Entstehung von chromosomalen Strukturumbauten besonderes Gewicht zukommt.

Abb. 2 Die 4 Hauptstadien der somatischen Kernteilung (Mitose): a – Prophase, b – Metaphase, c – Anaphase, d – Telophase. Die Schemazeichnungen zeigen den Mitoseablauf am Beispiel eines Objektes mit 2 Chromosomen; links dazu jeweils die entsprechenden Stadien in Wurzelspitzenzellen von *Lilium regale*. Durch die Mitose wird die Erhaltung der auf eine artspezifische Anzahl von Chromosomen verteilten genetischen Information gewährleistet. Nach der Zellteilung entstehen zwei untereinander und mit der Mutterzelle identische Tochterzellen (aus 25)

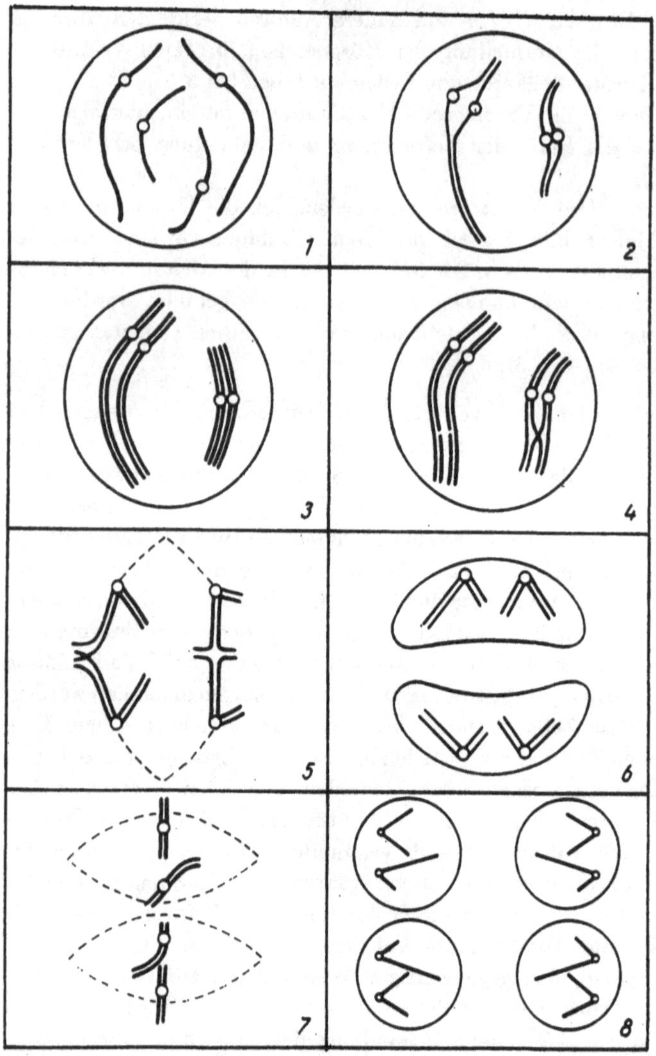

Abb. 3 Schematische Darstellung der ersten (1 bis 6) und zweiten (7, 8) meiotischen Teilung, die zu Keimzellen mit auf die Hälfte reduzierter Chromosomenzahl führen. Bei der Befruchtung wird die ursprüngliche Chromosomenzahl wiederhergestellt. 1 = Leptotän mit 4 ungepaarten Chromosomen (2 Homologenpaare); 2 = Pachytän mit zwei sogenannten Bivalenten, in denen die homologen Chromosomen gepaart vorliegen; 3 und 4 = Segmentaustausch durch ‚Crossing-over', d. h. durch Bruch und Reunion zwischen den Chromatiden der Paarungspartner; 5 = Metaphase mit in der sogenannten Spindel orientierten Bivalenten; 6 = Telophase-Kerne mit ‚halbierter' (haploider) Chromosomenzahl; 7 = Metaphase II; 8 = Telophase II mit 4 haploiden Zellkernen (aus 46)

2. Das Interphasechromatin und der Formwechsel der Chromosomen im Verlauf des Zellzyklus

Während eines objektspezifisch unterschiedlich langen Zeitraumes des mitotischen Zellzyklus einer teilungsbereiten Zelle, der sog. Interphase, sind die Chromosomen als sog. Chromatin in den durch eine Kernhülle vom Cytoplasma abgegrenzten Zellkern eingeschlossen. Mit Beginn der Kernteilung erfolgt durch Schraubung und/oder Faltung der Achsenstruktur eine zunehmend dichte Kompaktierung des Chromosomenmaterials, das als sog. Euchromatin in der Interphase weitgehend entspiralisiert vorliegt (Abb. 4). In dieser Zellzyklusphase dicht spiralisiert bleibendes Chromatin, auf das später noch zurückzukommen ist, wird als Heterochromatin bezeichnet [8, 23].

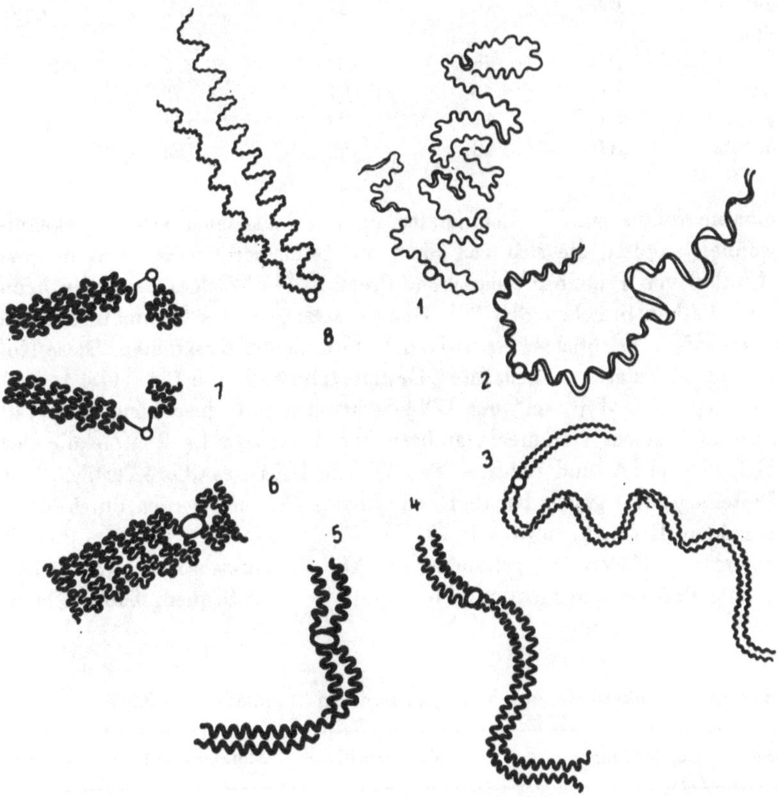

Abb. 4 Der Kompaktierungs- („Spiralisations"-) Zyklus eines Chromosoms im Verlauf der Mitose. 1 = weitgehend „entspiralisierte" Funktionsform in der Interphase; 2, 3 und 4 = fortschreitende Kompaktierung in der Prophase; 5 = frühe Metaphase; 6 = Metaphase; 7 = Chromatidentrennung in der Anaphase; 8 = beginnende „Entspiralisierung" in der Telophase (aus 46)

Chemisch ist das Chromatin des Zellkernes ein komplexes Ensemble bestehend aus Desoxyribonukleinsäure (DNA), basischen chromosomalen Proteinen (Histonen), nicht-basischen chromosomalen Proteinen und kleinen Mengen von Ribonukleinsäure (RNA) (Tab. 1). Das Chromatin repräsentiert die Interphaseform des im Zellkern lokalisierten genetischen Materials, dessen Träger die DNA ist.

Tabelle 1
Chemische Zusammensetzung von Chromatin verschiedener Herkunft [aus 3]

Herkunft	Gehalt, bezogen auf DNA DNA	Histon	Nicht-Histon	Gesamt- Protein	RNA
Erbse	100	130	10	140	11
Rattenleber	100	100	67	167	4
Rattenascites Tumor	100	116	100	216	13
HeLa-Zellen	100	102	71	173	9
Rinderthymus	100	114	33	147	1
Seeigel-Blastula	100	104	48	152	4

Zur Chromatinstruktur sind in den letzten Jahren aufsehenerregende Erkenntnisse gewonnen worden, die sich vor allem auf seine periodische Struktur [44] und den Einfluß von Protein-Protein- bzw. Protein-DNA-Wechselwirkungen beim strukturellen Aufbau beziehen [34, 35]. Danach setzt sich das Chromatin aus als Nukleosomen [45] bezeichneten, repetitiven Untereinheiten zusammen. Diese Nukleosomen mit globulärer, abgeflachter Gestalt (Dimension $5{,}7 \times 11 \times 11$ nm) bestehen als sog. „Core-Partikel" aus DNA-Sequenzen mit einer Länge von 140 Basenpaaren und einem Oktamer von basischen Proteinen (je 2 Moleküle der Histone H3, H4, H2A, und H2B: s. Tab. 2). Die DNA des „Core-Partikels" ist um das Proteinaggregat gewunden und benachbarte Partikel werden durch einen nukleasesensiblen DNA-Abschnitt von 30 bis 70 Basenpaaren (dem „Linker") verbunden, an den Histon H1 gebunden ist (Abb. 5). Nukleosomen sind selbstassemblierende Partikel und nicht an eine bestimmte DNA-Sequenz fixiert. Durch

Tabelle 2
Nomenklatur und Charakteristika der 5 Haupthistone im Chromatin [aus 32]

Bezeichnung	Beschreibung	Lysin : Arginin	Mol.-Gewicht
H1	lysinreich	20	20,000
H2A	weniger lysinreich	1,25	15,000
H2B	weniger lysinreich	2,50	13,774
H3	argininreich	0,72	15,324
H4	argininreich	0,79	11,282

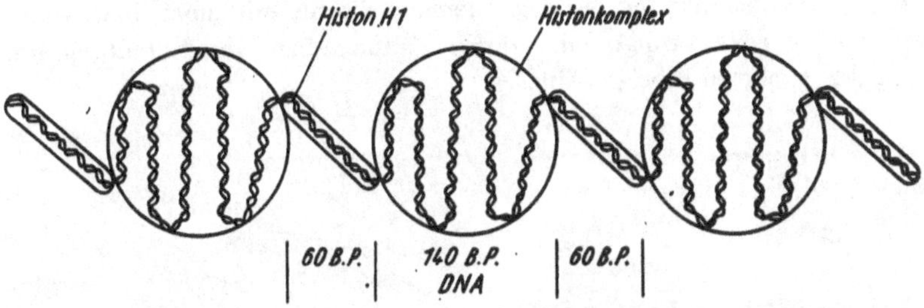

Abb. 5 Schematische Darstellung von Nukleosomen, die die periodische Struktur des Chromatins bestimmen. Je zwei Moleküle der Histone H 2 A, H 2 B, H 3 und H 4 (s. Tabelle 2) bilden einen Komplex, um den ein 140 Basenpaare (B.P.) langer DNA-Molekülteil gewunden ist. Der zwischen den Komplexen verlaufende, 30—70 Basenpaare lange DNA-Molekülteil ist mit dem Histon H 1 verbunden (aus 1)

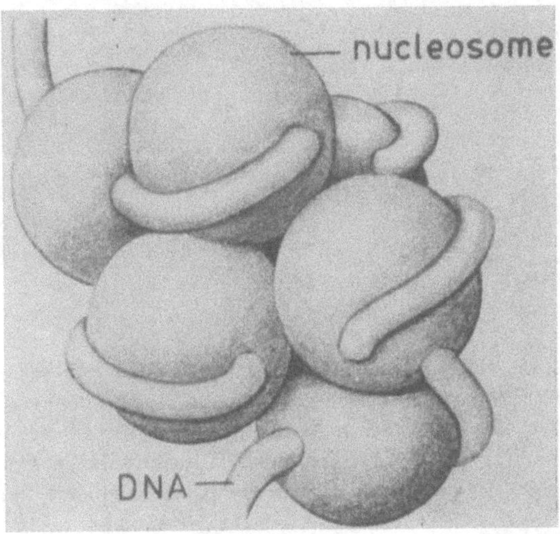

Abb. 6 Schematische Darstellung eines Hexanukleosomen-Komplexes als Grundform der nativen, periodischen Chromatinstruktur (aus 68)

Windung um den Histonkern wird die DNA-Sequenz pro Nukleosom auf etwa $^1/_6$ ihrer Normallänge (B-Form) verkürzt. Normalerweise werden im Chromatin Hexanukleosomen-Strukturen (Abb. 6) in periodischer Anordnung gefunden [s. 40]. Die Interphase-Nukleosomen-Struktur bleibt in kompaktierten Mitosechromosomen erhalten. Sie repräsentiert daher den ersten Verkürzungsschritt der DNA im Interphasekern bzw. in Mitosechromosomen. Im Verlauf der Mitose erfährt die Chromatinfaser weitere morphologische Veränderungen, die vom Mechanismus her völlig unverstanden sind und letztendlich zum maximal kompaktierten Mitose-(Metaphase-)Chromosom führen. Es ist umstritten, ob die Chromosomenkondensation durch Schraubung der sog. Elementarfibrille mit super- bzw. super-super-geschraubter DNA erfolgt, oder durch Faltung, bzw. durch Faltung und Schraubung der gefalteten Fibrille (Abb. 7).

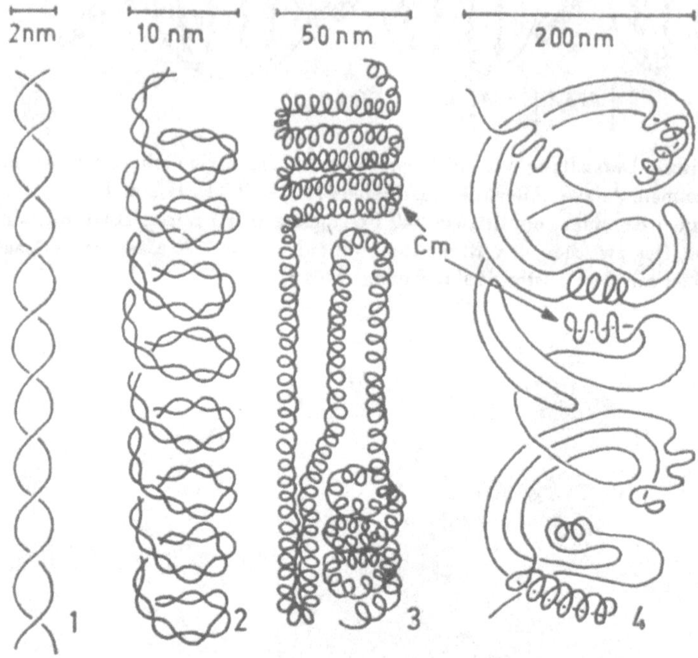

Abb. 7 Modellvorstellungen zur Kompaktierung der Chromosomen über verschiedene Faltungs- und Schraubungsebenen (Proteine nicht dargestellt; Cm = Chromomere). 1 = primäre DNA-Doppelhelix; 2 = sekundäre Schraube (Doppelhelix zu einer sogenannten Elementarfibrille geschraubt); 3 = tertiäre Schraube (Elementarfibrille zum Chromatinfaden geschraubt und gefaltet); 4 = quartäre Schraube (Chromatinfaden zur Chromatide geschraubt) (aus 38)

3. Morphologie, chemischer Aufbau, Achsenstruktur und Replikation der Chromosomen

Die mikroskopische Bestimmung der artspezifischen Chromosomenzahl wird an den maximal kompaktierten Mitose-(Metaphase-)Chromosomen vorgenommen (Abb. 1). In diesem Stadium des Zellzyklus lassen sich gleichzeitig Aussagen zur ebenfalls artspezifischen Chromosomenform machen, die durch eine Reihe spezifischer Parameter gekennzeichnet sind. Dazu gehören die Chromosomengröße, die Position des sog. Centromers und der Sekundäreinschnürungen sowie die Lage des mit bestimmten Techniken (Banding-Techniken) nachweisbaren Heterochromatins [14, 39, 63]. Jedes Chromosom besteht in der mitotischen Metaphase aus zwei parallel liegenden sog. Chromatiden oder Tochterchromosomen, die im Centromerbereich in Kontakt stehen. Sie sind die mitotischen Verteilungseinheiten, tragen identische genetische Information, werden im Verlauf der mitotischen Anaphase voneinander getrennt und auf entgegengesetzte Zellpole verteilt. Aus den chromosomalen Polgruppen entstehen die im Mitoseverlauf gebildeten Tochterkerne und, nach Zellteilung, Tochterzellen, die untereinander und mit der Mutterzelle (bei normalem Mitoseverlauf) genetisch identisch sind (zum Mitoseverlauf s. Abb. 2). Das Centromer, das in der mitotischen Metaphase, als Einschnürung in sonst kompaktierten Chromosomen erkennbar ist, ist der Chromosomenort, mit dem in der Mitose die sog. Spindelfasern (Mikrotubuli) in Kontakt stehen, die ihrerseits kausal an allen Verteilungsbewegungen der Chromosomen beteiligt sind [s. 25, 46, 53]. Chromosomen ohne Centromerregion sind bewegungsunfähig. Aus der Centromerposition im Chromosom ergibt sich das jeweilige chromosomale Armverhältnis und die Unterteilung in telozentrische (Centromer endständig), akrozentrische (Centromer teilt das Chromosom in zwei ungleich große Arme) und metazentrische (Centromer annähernd in Chromosomenmitte) Chromosomen (Abb. 8). Die chemischen Komponenten isolierter Metaphasechromosomen sind

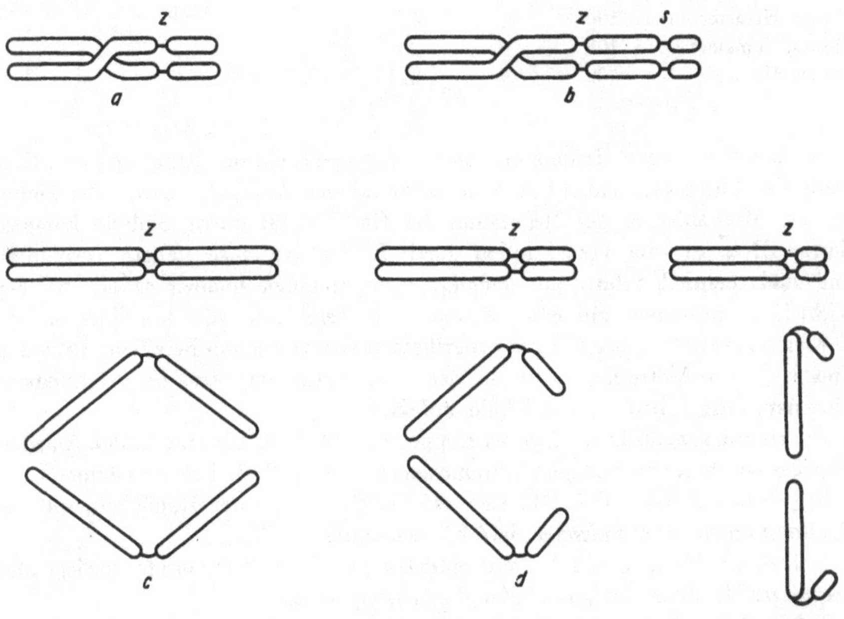

Abb. 8 Schematische Darstellung verschiedener Chromosomenformen, die durch die Position des Centromers (Z) bestimmt werden. Jedes Chromosom besteht aus zwei Verteilungseinheiten (den Chromatiden) deren Trennung in der Anaphase der Mitose erfolgt (c, d, e) (aus 21)

die gleichen wie die des Chromatins (Tab. 3), aber es treten deutliche Unterschiede in der Relation der Komponenten auf (mehr Protein und RNA in den isolierten Chromosomen als im Chromatin). Bei der RNA-Komponente dürfte es sich im wesentlichen um Transkriptionsprodukte, d. h. ribosomale und Transfer-RNA, handeln; ein Teil des zusätzlichen Proteins ist möglicherweise ribosomaler Herkunft. RNA- und augenscheinlich auch ribosomenfreie isolierte Chromosomen weisen aber immer noch ein wesentlich höheres Protein-DNA-Verhältnis auf als die meisten Interphase-Chromatinpräparationen; bei den zusätzlichen Proteinen handelt es sich um Nicht-Histon-Proteine [70].

Tabelle 3
Chemische Zusammensetzung isolierter Metaphase-Chromosomen (Isolationsmethoden nicht identisch) [aus 32]

Herkunft	Gehalt, bezogen auf DNA DNA	 RNA	 Protein
HeLa (Mensch)	100	66	470
HeLa (Mensch)	100	71	439
Chines. Hamster	100	97	439
Chines. Hamster	100	0	209
Chines. Hamster	100	17	220

Die chromosomalen Histone erfüllen eine Doppelfunktion (Erhaltung und Kontrolle der Chromosomenkonformation während des Zellzyklus sowie Beteiligung an den Mechanismen der Regulation der Genaktivität durch Bildung kompaktierter DNA, die die Transkription durch RNA-Polymerase sterisch verhindert) und sind chemisch relativ gut definiert; demgegenüber handelt es sich bei den Nicht-Histonproteinen um eine heterogene Proteinklasse, die u. a. Enzyme des Chromosomenstoffwechsels, an der spezifischen Genexpression beteiligte Aktivator- und Repressor-Moleküle, sowie an der Entstehung der Struktur verschiedener Chromatinformen beteiligte Moleküle umfaßt.

Die chromosomale DNA liegt als Doppelhelix (Abb. 9, 10) vor. Einige Angaben zum DNA-Gehalt von Metaphasechromosomen sind der Tab. 4 zu entnehmen.

Die chromosomale DNA läßt sich auf der Grundlage der Häufigkeit, mit der bestimmte Sequenzen auftreten, in 4 Klassen einteilen [42]:

1. Unikale DNA, d. h. DNA mit einmalig pro Chromosomensatz vorliegenden Sequenzen. In diese Kategorie fallen die meisten Gene.

2. Mittel-repetitive DNA mit einer Kopienfrequenz (Redundanzgrad) zwischen etwa 10 und 100 000.

3. Hoch-repetitive DNA mit über 100 000 Sequenzelementen; unter bestimmten Umständen tritt diese DNA-Fraktion als sogenannte Satelliten-DNA in Erscheinung (ihre abweichende Basenzusammensetzung und hohe Sequenzidentität führt

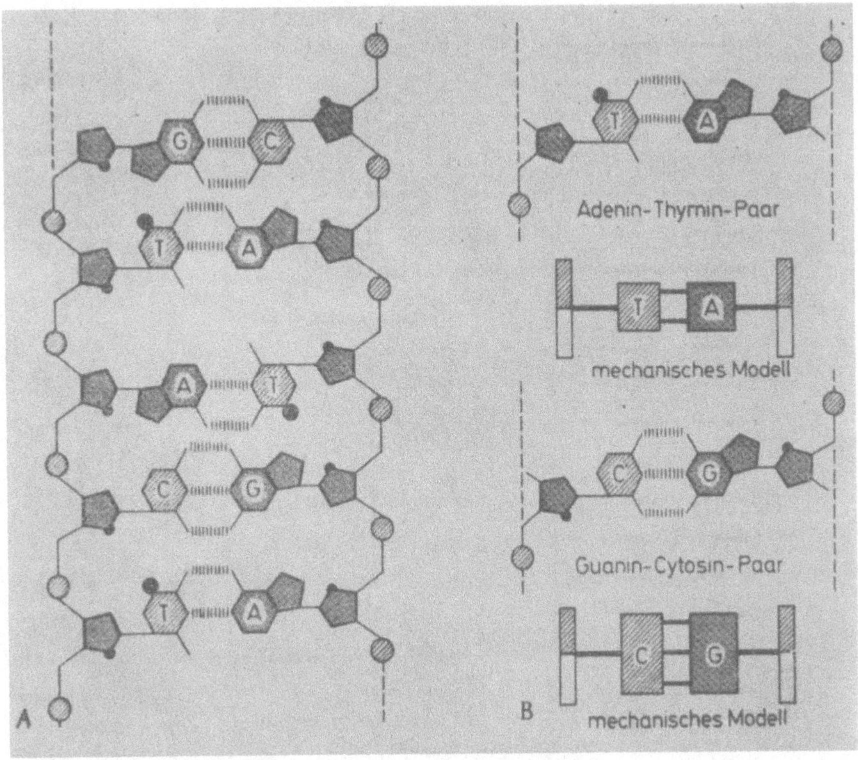

Abb. 9 Die Struktur des DNA-Moleküls. A – zwei Polynukleotidstränge werden durch Wasserstoffbrücken (gestrichelt) parallel zusammengehalten. Jeder Strang besteht aus Pentosemolekülen (dunkle Fünfecke), die durch Phosphorsäurereste (graue Kreise) miteinander verknüpft sind. Die Purinderivate Adenin (A) und Guanin (G) sowie die Pyrimidinderivate Cytosin (C) und Thymin (T) ragen als Seitenketten aus der Achse und bilden über ihre Amino- und Ketogruppen die Wasserstoffbrücken zwischen den Strängen. B – Mechanisches Modell der Basenpaarung (aus 65)

bei isopyknischer Zentrifugation im CsCl-Gradienten zu ihrer Abtrennung von der DNA-Hauptbande).

4. Palindromische Repetitionssequenzen, die nach Denaturierung praktisch sofort renaturieren, aus inversrepetitiven Sequenzen bestehen und daher mit sich selbst (intramolekular) zu paaren vermögen (Abb. 11).

Die Identifizierung dieser DNA-Klassen wurde 1965 mit Arbeiten von Britten und Kohne [6, 7] eingeleitet, die zeigten, daß sich die Zusammensetzung der chromosomalen DNA aus der Renaturierungskinetik der denaturierten und zu kurzen Fragmenten gescherten DNA ableiten läßt [s. 47].

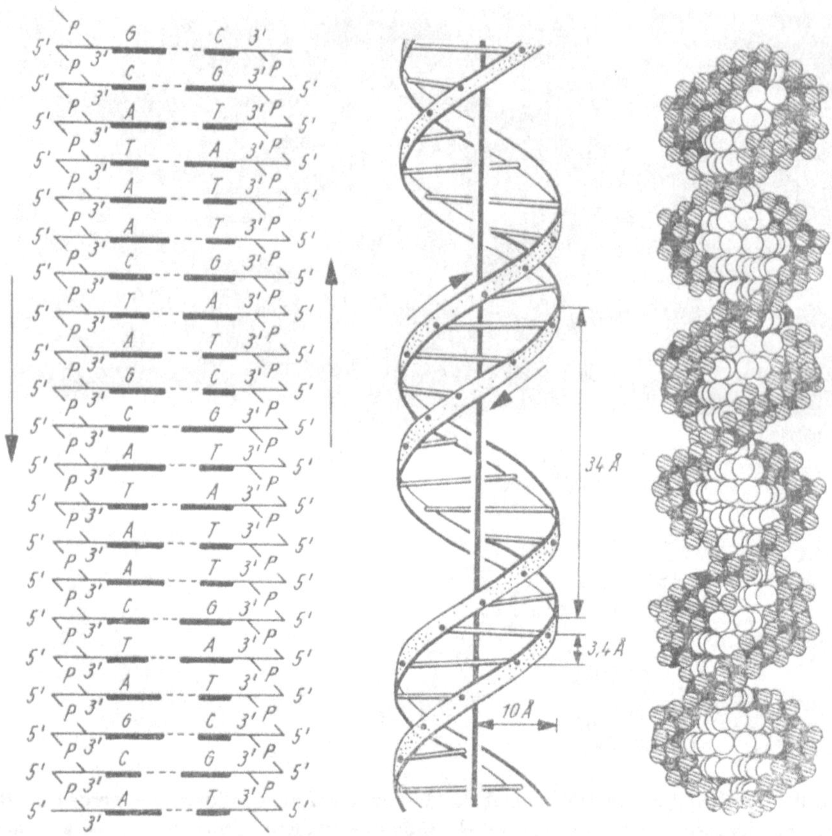

Abb. 10 Die DNA-Doppelhelix. Links — Die beiden Polynukleotidstränge verlaufen „antiparallel", d. h., ein „freies" nicht mit einem Nachbarnukleotid verbundenes 5'-Ende befindet sich am linken Strang unten, am rechten Strang oben; Mitte — Die Dimensionen der Doppelhelix (eine vollständige Windung umfaßt 10 Basenpaare und verläuft über 34 Å); Rechts — raumausfüllendes Modell der Doppelhelix (die einzelnen Atome sind durch Kugeln dargestellt: weiße Kugeln in der Zentralachse symbolisieren die übereinandergestapelten Basenringsysteme, schwarze Kugeln Phosphoratome) (aus 33)

Der prozentuale Anteil der repetitiven DNA kann sehr hohe Werte erreichen wie aus Tab. 5 mit Daten für einige Pflanzenarten ersichtlich wird.

Hochrepetitive DNA ist meist im chromosomalen Heterochromatin lokalisiert [s. 37, 42] und wird im Zusammenhang mit der Besprechung von chromosomalen Strukturumbauten später noch einmal zur Diskussion stehen. Was die Sequenzorganisation der übrigen chromosomalen DNA anbelangt, so sind zwei objektspezifische Organisationsformen zu unterscheiden, die als kurzes und langes Inter-

Tabelle 4
DNA-Gehalt von Metaphase-Chromosomen [aus 55]

	DNA in Pikogramm	Länge in mm
Drosophila melanogaster		
Chromosom III	0,16	51
Drosophila melanogaster		
Chromosom IV	0,03	10
Mensch		
Chromosom 1	0,54	160
Gladiolus		
Durchschnitt	0,1	30
Tradescantia virginiana		
Durchschnitt	4,8	1600
Escherichia coli		
(zum Vergleich)	0,004	1,2

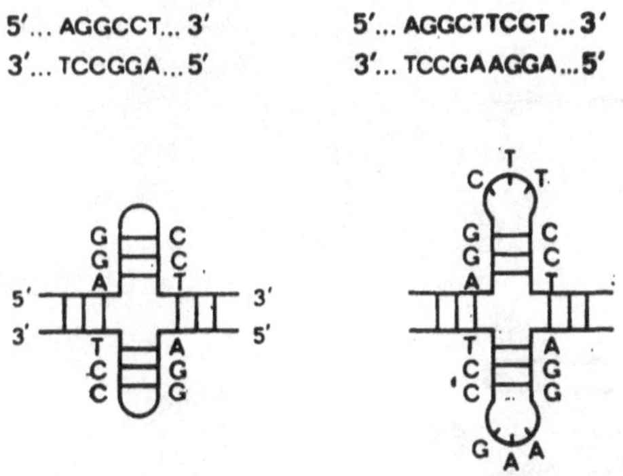

Abb. 11 Intrastrangpaarung palindromer DNA-Sequenzen mit (rechts) bzw. ohne (links) „Spacer-Sequenz“ (aus 47)

spersionsmuster bezeichnet werden. Beide sind durch das Abwechseln repetitiver und unikaler DNA-Sequenzen nach einem charakteristischen und streng geordneten Muster gekennzeichnet [s. 47].

Das erste, zuerst bei *Xenopus laevis*, dem Krallenfrosch, beschriebene und für viele Tiere und Pflanzen typische Muster der Sequenzorganisation läßt sich folgendermaßen beschreiben (Abb. 12):

1. Die Mehrheit der repetitiven DNA-Sequenzen im Chromosom ist mit einer durchschnittlichen Länge von 300 Nukleotid-Paaren kurz. Diese Sequenzen alternieren mit unikaler DNA.

2. Die Mehrheit der unikalen Sequenzen ist kürzer als 1500 Nukleotidpaare.

3. Eine Fraktion der unikalen DNA besteht aus Sequenzen, die mehrere tausend Nukleotidpaare umfassen. Auch diese Fraktion wechselt mit repetitiven DNA-Sequenzen ab.

Tabelle 5
Anteil repetitiver DNA in einigen Pflanzenarten [nach 19]

Art	Ploidie	% rep. DNA
Linum usitatissinum	2x	59
Capsella bursa-pastoris	4x	46
Daucus carota	2x	62
Beta vulgaris	2x	63
Poa trivialis	2x	83
Pisum sativum	2x	75
Zea mays	2x	78
Hordeum vulgare	2x	76
Triticum monococcum	2x	80
Secale cereale	2x	92
Vicia faba	2x	85
Allium cepa	2x	95
Triticum aestivum	6x	83
Avena sativa	6x	83

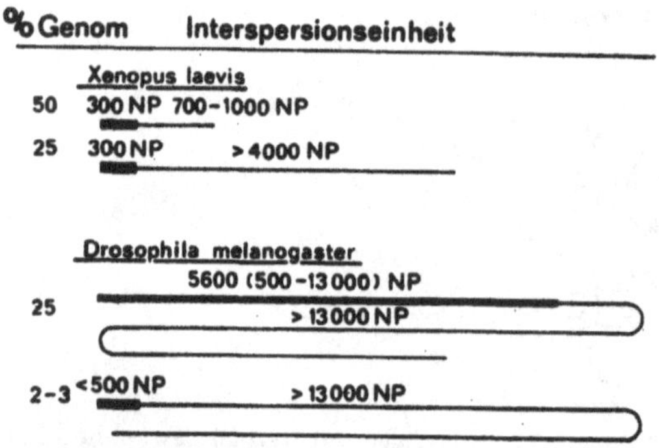

Abb. 12 DNA-Sequenzorganisation bei *Xenopus laevis* und *Drosophila melanogaster*. Dicke Linien: repetitive Sequenzen; dünne Linien: unikale Sequenzen (aus 47)

Eine andere Form von Sequenzorganisation wurde für einige Dipteren (*Drosophila, Chironomus*, Honigbiene) nachgewiesen. Hier machen kurze repetitive DNA-Sequenzen, die mit unikaler DNA abwechseln, einen relativ niedrigen Anteil aus. Die Mehrzahl der repetitiven Sequenzen variiert in der Länge zwischen einigen hundert und mehr als 10 000 Nukleotidpaaren. Die Länge der unikalen DNA-Sequenzen beträgt in diesem Falle mehr als 13 000 Nukleotidpaare (Abb. 12). Die funktionelle Bedeutung dieser Interspersionsmuster der chromosomalen DNA ist noch weitgehend unverstanden. Es wird vermutet, daß die repetitiven Sequenzen regulatorische Bedeutung besitzen.

Nach langer Unsicherheit in dieser Beziehung bestehen heute kaum noch Zweifel, daß die chromosomale DNA die Längskontinuität des Chromosoms vermittelt oder daran zumindest maßgeblichen Anteil hat und daß pro Chromatide, d. h. pro chromosomaler Verteilungseinheit, eine DNA-Doppelhelix vorliegt. Die entscheidenden Hinweise für die erste Schlußfolgerung sind enzymatische Verdauungsexperimente. Die zweite Schlußfolgerung stützt sich im wesentlichen auf die folgenden Daten:

1. Den Nachweis von kodierenden DNA-Sequenzen, die als Einzelkopien pro haploidem Genom vorliegen (unikale DNA).

2. Die Isolation individueller DNA-Moleküle, die der Gesamt-DNA pro Chromatide äquivalent sind (Abb. 13).

Species	Stamm	Größtes Chromosom	Mol.-Gewicht des größten DNA-Moleküls ($\times 10^9$)	DNA-Gehalt des größten Chromosoms ($\times 10^9$)
D. melanogaster	Wildtyp		41 ± 3	43
	Inversion	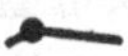	42 ± 4	43
	Translokation		58 ± 6	59
D. hydei	Wildtyp		40 ± 4	
	Deletion		24 ± 4	
		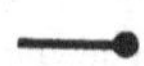	47 ± 4	
			79 ± 10	

Abb. 13 Vergleich des Molekulargewichtes der größten isolierten DNA-Moleküle mit der Chromosomengröße und dem DNA-Gehalt des jeweils größten Chromosoms verschiedener *Drosophila*-Species (aus 32)

3. Den Nachweis von 2 Untereinheiten entgegengesetzter Polarität in der Chromatide, die semikonservativ replizieren und segregieren (s. Abb. 14).

4. Die Aufrechterhaltung der Polarität über die Gesamtlänge der DNA in der Chromatide.

5. Den Nachweis longitudinaler (nicht aber lateraler) DNA-Sequenz-Duplikationen in den Chromatiden eng verwandter biologischer Arten mit stark unterschiedlichem DNA-Gehalt pro Zellkern. Durch elektronenmikroskopische Untersuchungen sind in Abhängigkeit von der angewandten Präparationstechnik Fibrillen unterschiedlichen Durchmessers für das Chromatin beschrieben worden, die

zumindest zum Teil auch verschiedene Zustandsformen des Chromatins widerspiegeln dürften. Für transkriptionsinaktives Chromatin werden in der Regel Desoxynukleoproteinfibrillen von 20—30 nm Durchmesser als natives Strukturelement angesehen, das in kompaktierten Chromosomen als hoch-geordneter Schraubungs- und/oder Faltungskomplex vorliegt [47, 55, 56, 58]. Ohne auf weitere Details hierzu einzugehen, soll im folgenden die identische Vermehrung (Replikation) der chromosomalen DNA umrissen werden, der bei der Entstehung chromosomaler Strukturumbauten besondere Bedeutung zukommt.

Die chromosomale DNA-Replikation [s. 22] erfolgt in einem definierten Abschnitt der mehrfach erwähnten Interphase [67], der sog. S-Periode; ihr geht ein präreplikativer Interphaseabschnitt (G1) voraus und nach der Replikation verstreicht bis zum Eintritt der Zelle in die Mitose ein weiterer, post-replikativer Interphase-Zeitraum (G2). Die DNA-Replikation schließt die zeitlich koordinierte Synthese von chromosomalen Proteinen ebenso ein wie die Verknüpfung dieser Konstituenten und ist durch folgende Charakteristika gekennzeichnet:

1. Die DNA-Replikation erfolgt semi-konservativ, d. h. jeder der beiden parentalen Polynukleotidstränge der DNA-Duplex dient als Matrize für einen komplementären Strang, so daß schließlich zwei im Informationsgehalt identische Tochtermoleküle resultieren (Abb. 14). Die Replikation wird durch einen Multienzymkomplex vermittelt, der aus DNA-Polymerase und einer (offenbar) relativ großen Anzahl weiterer Proteine besteht. Dazu gehören u. a. DNA-destabilisierende Proteine, DNA-Ligase und ein den RNA-Primer der Replikation synthetisierendes Enzym (RNA-Primase [16]).

2. Da die DNA-Polymerase die DNA-Synthese nicht initiieren kann, erfolgt die Initiation der Polymerisierung an einem RNA-Primer, der als kurze RNA-Sequenz am 5'-Ende von kurzen DNA-Fragmenten nachweisbar wird [29].

3. Die Synthese der neuen DNA ist zumindest in einem (semidiskontinuierliche Synthese), möglicherweise in beiden Tochtersträngen ein diskontinuierlicher Prozeß, in dessen Verlauf kurze DNA Sequenzen entstehen (50 bis einige Hundert Nukleotide lang), die als Okazaki-Fragmente bezeichnet werden [43, 49]. Alle bekannten DNA-Polymerasen arbeiten nur in 5'→3' Polarität und deshalb muß die Synthese im 3'—5'-Strang „rückläufig" erfolgen. Die in 5'—3' Polarität synthetisierten Fragmente werden dann durch das Enzym Ligase (nach Abspaltung des RNA-Primers) miteinander zum 5'—3'-Tochterstrang verknüpft.

4. Jedes Chromosom besteht aus einer Vielzahl (10^4 und mehr pro Chromosomensatz) von Replikationseinheiten [15, 27], deren Länge zwischen 15 und 100 µm (= 50-330 Kilobasenpaare) variiert und die von einem Ausgangspunkt her jeweils in beiden Richtungen replizieren (Abb. 15). Die Replikationsrate liegt bei 0,5 bis 2,0 µm/min (im Schnitt 100 Nukleotide pro Sekunde). DNA- und Histonsynthese erfolgen in enger zeitlicher Korrelation und die neu synthetisierte DNA tritt sofort mit Histonen in Wechselwirkung [12].

5. Die chromosomale DNA-Replikation erfolgt asynchron, d. h. bestimmte Chromosomenabschnitte replizieren in bestimmten Teilabschnitten des Gesamtzeit-

raumes der DNA-Synthese [11, 67]. In der Regel sind heterochromatische Chromosomenbereiche spätreplizierend [14].

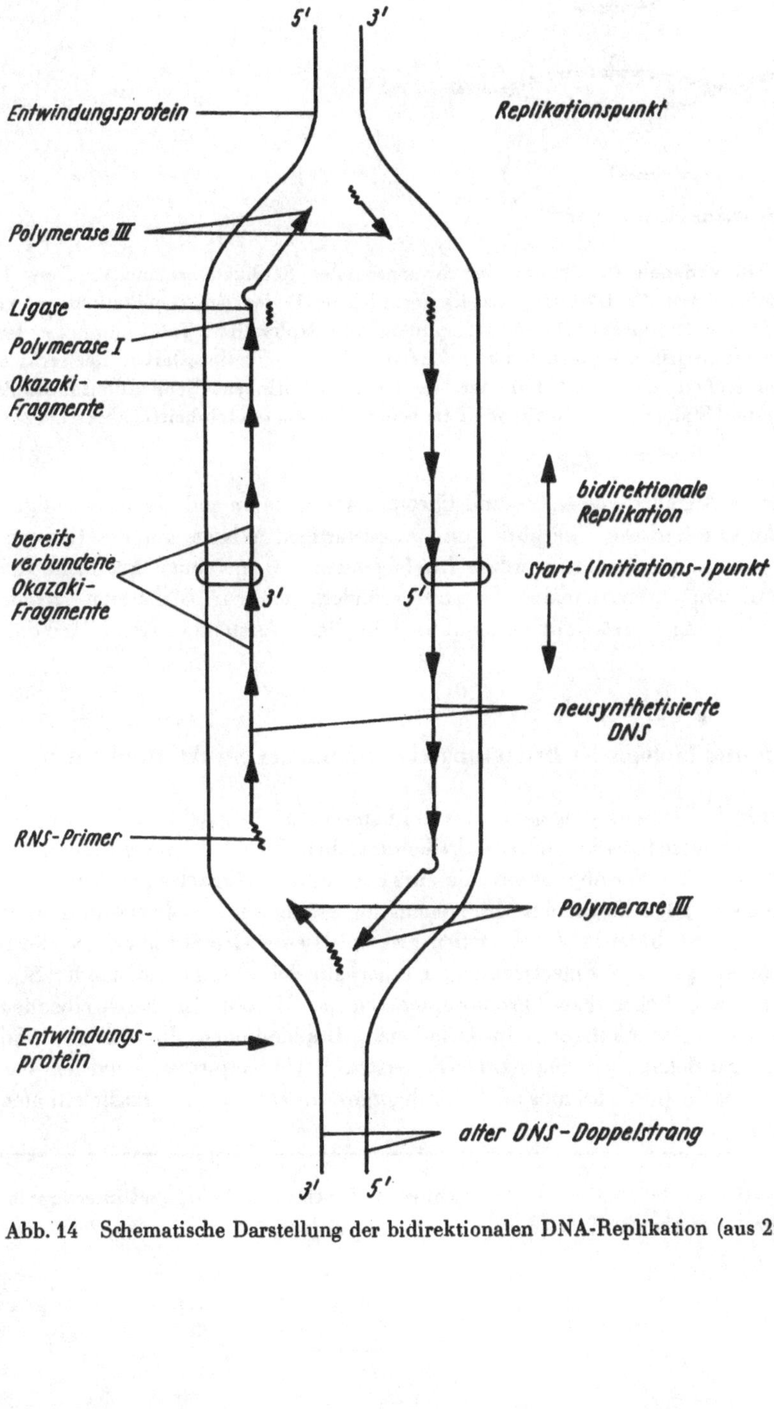

Abb. 14 Schematische Darstellung der bidirektionalen DNA-Replikation (aus 21)

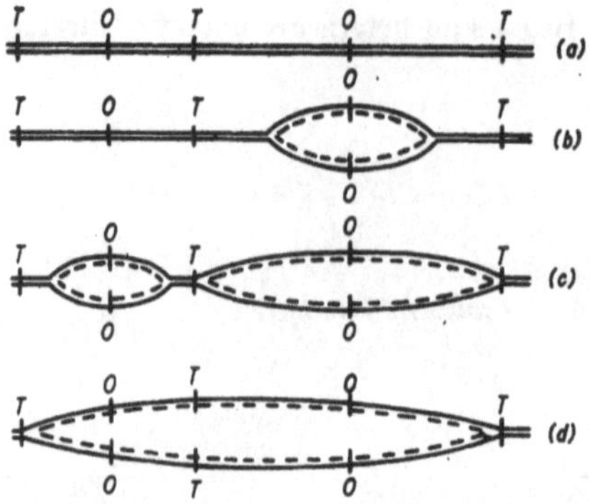

Abb. 15 Bidirektionale Replikation der chromosomalen Replikationseinheiten. Doppellinien symbolisieren die DNA-Doppelhelix (gestrichelte Linien: im Replikationsverlauf entstehende Tochterstränge). O — Anfangspunkte der Replikation; T — Endpunkte der Replikationseinheiten. a — präreplikativer Zustand; b — Replikationsstart in der rechten Replikationseinheit; c — Replikationsstart in der linken Einheit, Replikationsabschluß in der rechten Einheit; d — Replikation in beiden Replikationseinheiten abgeschlossen (aus 27)

Mit diesen Angaben zur DNA- und Chromosenreplikation soll der notwendigerweise sehr summarische Überblick zum gegenwärtigen Wissen um die Chromosomenstruktur abgeschlossen werden. Im folgenden werden einige Probleme der Entstehung von chromosomalen Strukturveränderungen zur Diskussion stehen, wobei die bisherigen Erörterungen eine unabdingliche Verständnis-Grundlage darstellen.

4. Typen und biologische Bedeutung chromosomaler Strukturumbauten

Es wurde im vorangegangenen darauf hingewiesen, daß Zahl und Form der Chromosomen artspezifische Charakteristika darstellen. Strukturelle Veränderungen des chromosomalen Normbestandes, die entweder in einer Einzelzelle nachweisbar werden oder in allen Zellen des Organismus auftreten, werden als chromosomale Strukturumbauten bezeichnet und stellen prinzipiell entweder Stückverluste, Positionsveränderungen von Einzelsegmenten innerhalb der Chromosomen oder Segmentaustausch zwischen den Chromosomen dar [s. 31, 50]. Im beschreibenden Sinne werden diese Umbauten in Deletionen, Duplikationen, Inversionen und reziproke Translokationen eingeteilt. Die ersten 3 Umbauformen betreffen das Einzelchromosom (intrachromosomale Umbauten), an reziproken Translokationen

---

Abb. 16 Schematische Darstellung der wichtigsten Typen intra- (a—c) und interchromosomaler Strukturumbauten (aus 50)

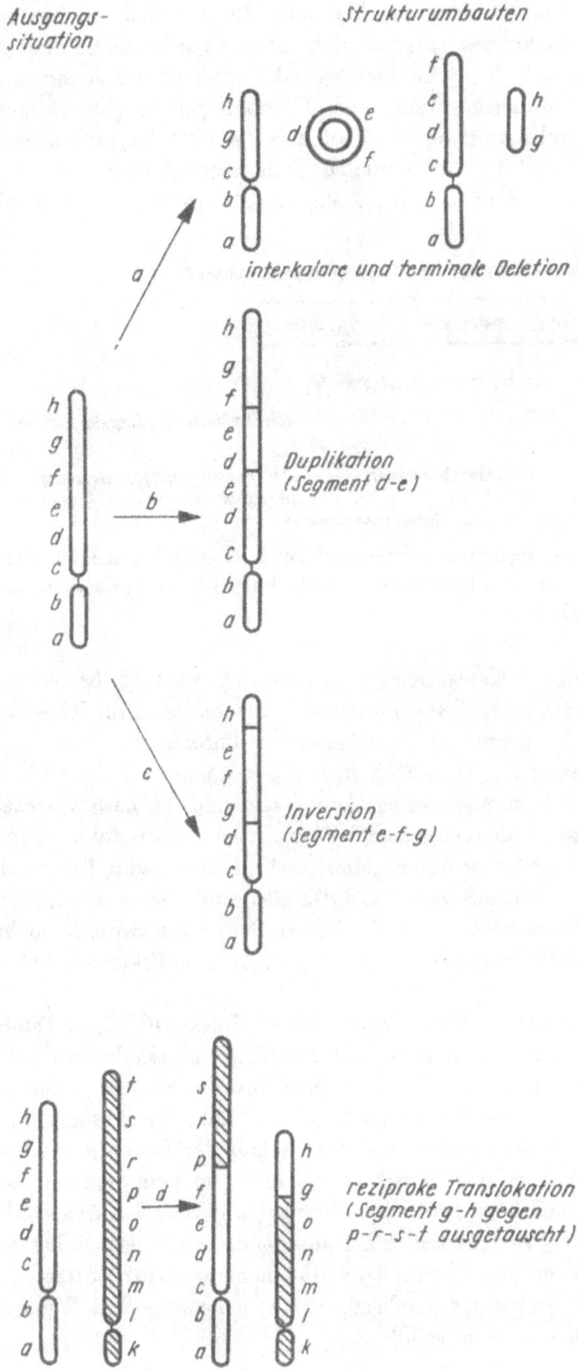
Ausgangs-
situation
Strukturumbauten
interkalare und terminale Deletion
Duplikation
(Segment d-e)
Inversion
(Segment e-f-g)
reziproke Translokation
(Segment g-h gegen
p-r-s-t ausgetauscht)

sind stets zwei oder mehr Chromosomen beteiligt (interchromosomale Umbauten) (Abb. 16). Strukturumbauten können spontan, d. h. ohne experimentelle Einwirkung, eintreten und lassen sich durch Einwirkung zahlreicher physikalischer und chemischer Agenzien, sog. Mutagene, induzieren. In Abhängigkeit vom Zellzyklusstadium, in dem der Umbauvorgang realisiert wird, werden Umbauten chromosomalen, chromatidalen und subchromatidalen Typs unterschieden (Abb. 17). Die erstgenannten betreffen das unreplizierte, aus einer Chromatide bestehende

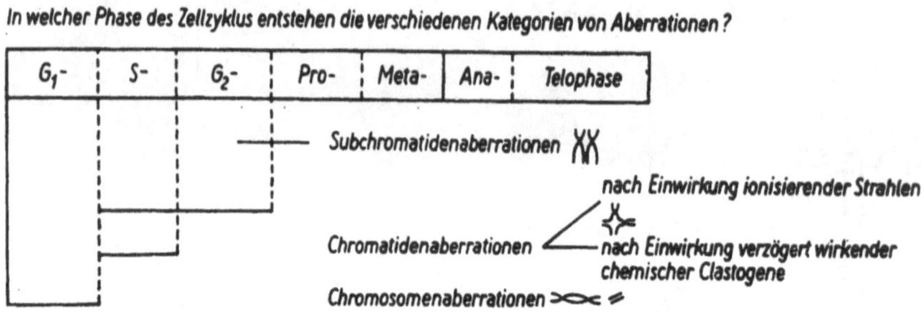

Abb. 17 Die Entstehung von Strukturumbauten auf subchromatidaler, chromatidaler und chromosomaler Basis in Abhängigkeit von dem Zellzyklusstadium, in dem der Umbauvorgang stattfindet (aus 62)

Chromosom, die beiden anderen Kategorien das aus zwei Chromatiden bestehende replizierte Chromosom. Auf die sog. Subchromatidenumbauten wird im folgenden nicht weiter eingegangen [s. hierzu 32]. Repräsentative Formen von Umbauten chromosomalen und chromatidalen Typs zeigt Abb. 18, in der jeweils die Diskontinuitäten im unreplizierten bzw. replizierten Chromosom und die nach Wechselwirkung zwischen den Bruchenden entstehenden sog. Reunionsprodukte dargestellt sind. Die Umbaurealisierung ist das Ergebnis mehrphasiger, zum Teil reversibler Prozesse, die in vielen Details noch unverstanden sind. Bevor sie erörtert werden, einige wenige Bemerkungen zur biologischen Bedeutung chromosomaler Strukturumbauten, die sowohl negative als auch positive Auswirkungen haben können:

Chromosomale Strukturumbauten führen zum Verlust (Stückausfall), zur Duplikation und zum Positionswechsel genetischer Informationen innerhalb bzw. zwischen den betroffenen Chromosomen. Chromosomale Bruchstück- und Informationsverluste ziehen sehr häufig den Zelltod nach sich und unterliegen damit einer strengen Kontraselektion auf zellulärer Ebene. Im Verlauf der Reduktionsteilungen (der Meiose) haben chromosomale Strukturumbauten (im heterozygoten Zustand) bei den mit der Chromosomenpaarung verbundenen genetischen Austauschprozessen (den Crossing-over) charakteristische Konsequenzen, die letztendlich zu einem Teil genetisch unbalancierte Keimzellen (Gameten) entstehen lassen, die Fertilität des betroffenen Individuums herabsetzen bzw. genetische Schädigungen der Nachkommen verursachen können [s. 50].

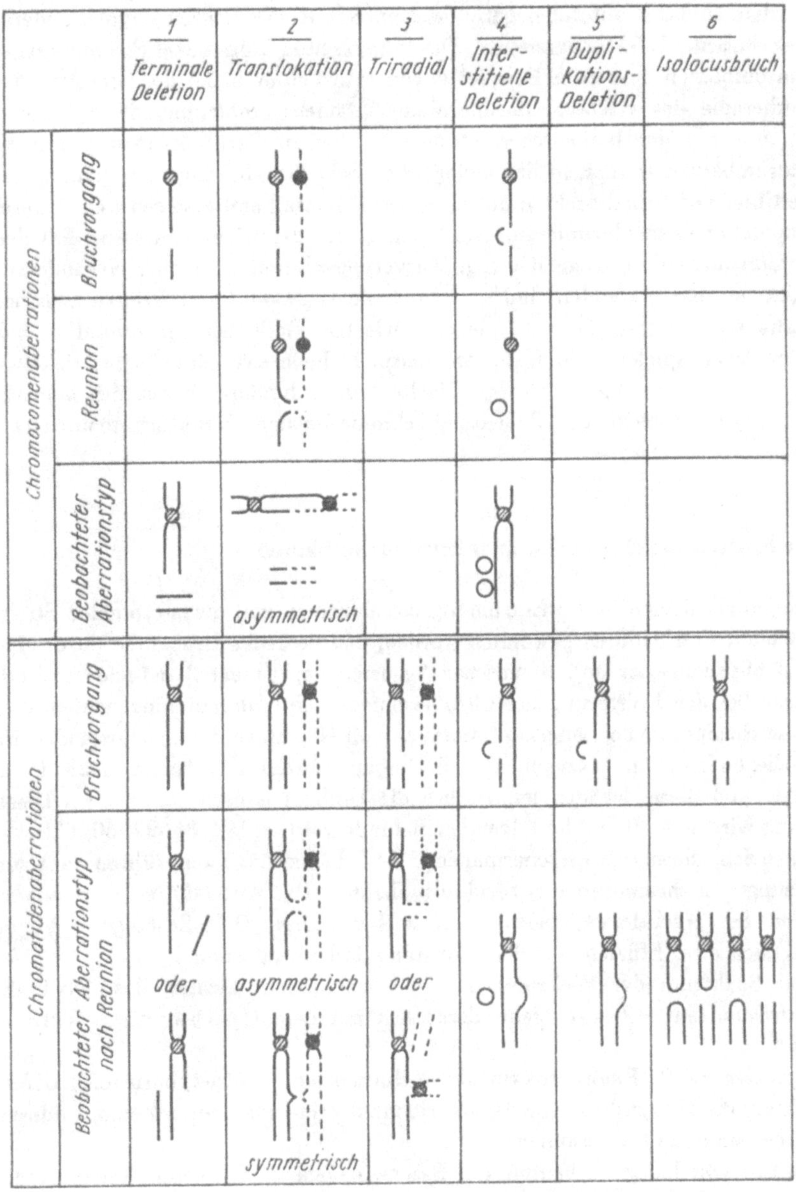

Abb. 18 Die wichtigsten cytologisch nachweisbaren Strukturumbauten an reduplizierten (Umbauten auf chromatidaler Basis oder Chromatidenaberrationen) bzw. unreduplizierten Chromosomen (Umbauten auf chromosomaler Basis oder Chromosomenaberrationen (aus 50))

Derartige zunächst absolut negativ erscheinende Konsequenzen können andererseits erwünschte Effekte darstellen. Die zum Zelltod führenden chromosomalen Strukturumbauten sind zum Beispiel erwünschte Faktoren bei der Strahlen- und Chemotherapie des Krebses; darüberhinaus können strahleninduzierte Chromosomenumbauten der biologischen Dosimetrie dienen. Fertilitätsstörungen durch Strukturumbauten werden in der biologischen Schädlingsbekämpfung genutzt, um die Fertilität von Schadinsekten auf biologische Weise herabzusetzen und dadurch die Populationen zu dezimieren. Nicht zuletzt sei darauf hingewiesen, daß derartige Umbauten Grundlage der sog. Karyotypevolution, d. h., der Veränderung von Chromosomenbeständen sind und durch sie Reproduktionsbarrieren zwischen Populationen entstehen können, die eine wichtige Rolle bei der Evolution biologischer Arten spielen. Die Liste der Beispiele ließe sich ohne Schwierigkeiten verlängern, aber das bisher Gesagte dürfte bereits hinlänglich deutlich gemacht haben, welche biologische Bedeutung chromosomalen Strukturumbauten zukommt.

5. Zur Entstehung chromosomaler Strukturumbauten

Wichtige Einsichten in die Entstehungsmechanismen von chromosomalen Strukturumbauten sind dadurch gewonnen worden, daß derartige Umbauten durch eine Vielzahl physikalischer und chemischer Agenzien experimentell induzierbar sind. Es wurde bei der Erörterung der Chromosomenstruktur darauf hingewiesen, daß DNA die chromosomale Längskontinuität vermittelt; unter diesen Umständen ist es naheliegend, davon auszugehen, daß Umbau-induzierende Agenzien die DNA schädigen und diese Schäden letztendlich die Umbauten nach sich ziehen. Diese Ableitung wird u. a. durch die folgenden Befunde gestützt [18, 31, 32, 50, 62]:

1. Agenzien, die nachgewiesenermaßen DNA-Schäden bewirken, führen auch zur Entstehung von chromosomalen Strukturumbauten. Das Ausmaß der durch solche Agenzien hervorgerufenen, biochemisch nachweisbaren DNA-Schädigung ist in vielen Fällen ihrer Effizienz bei der Umbauinduktion proportional.

2. Das Spektrum der Wellenlängen des ultravioletten Lichtes, das maximale Umbaufrequenzen nach sich zieht, deckt sich mit dem UV-Absorptionsspektrum der DNA.

3. Agenzien (z. B. Fluordesoxyuridin, 2-d-Adenosin, Hydroxyharnstoff), deren Einwirkung die Biosynthese von Desoxyribonukleotid-Präkursoren hemmt, führen zu Brüchen an den Chromosomen.

4. Einbau von halogensubstituierten Basen-Analoga (z. B. 5-Bromdesoxyuridin, 5-Jod-Desoxyuridin) in chromosomale DNA bewirkt eine erhöhte Sensibilität der Zellen gegenüber Agenzien (UV, Röntgen-, Gamma-Strahlen, bestimmte chemische Verbindungen), die Strukturumbauten der Chromosomen zu induzieren vermögen.

5. Die Hemmung von Reparaturprozessen nach Setzung von DNA-Schäden durch Mutagene führt zu erhöhten Frequenzen von chromosomalen Struktur-

umbauten. Zellen, die bezüglich der Reparatur bestimmter DNA-Schäden mutativ defekt sind, sind besonders sensibel gegenüber Umbauinduktion durch Agenzien, die derartige, nicht mehr reparable Schäden an der DNA setzen. Diese Befunde machen Zusammenhänge zwischen der DNA-Schadensreparatur und der Entstehung chromosomaler Strukturumbauten deutlich.

Die wichtigsten DNA-Primärschäden, die durch UV-Licht, ionisierende Strahlen und alkylierende Agenzien an der chromosomalen DNA entstehen, zeigen die Abb. 19—21. UV erzeugt im wesentlichen Pyrimidindimere (TT, CC oder CT unter denen TT am häufigsten vorkommt) (Abb. 19). Ionisierende Strahlen induzieren

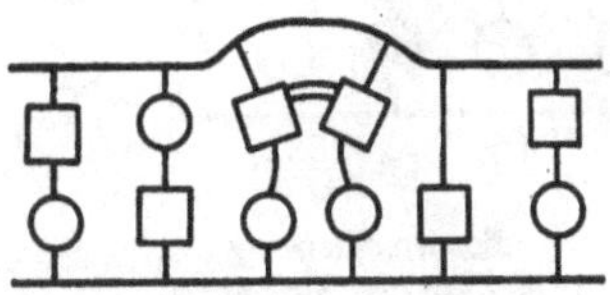

Cyclobutan-Dimer

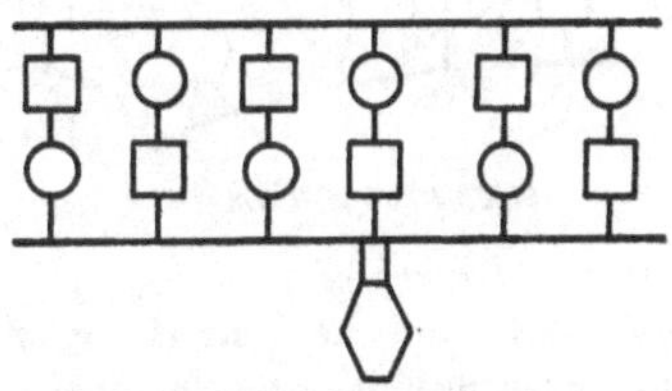

DNA-Protein-Vernetzung

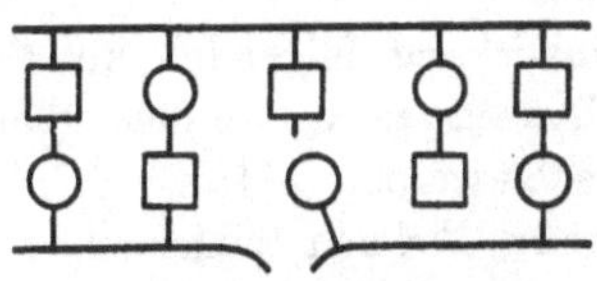

Einzelstrangbruch (selten)

Abb. 19 Schematische Darstellung einiger DNA-Schadenstypen nach Einwirkung von UV-Strahlen (aus 18)
Reparatur-Mechanismen: Photoreaktivierung, Excisionsreparatur, Postreplikationsreparatur

DNA-Einzel- und Doppelstrangbrüche, wobei die Frequenz der letztgenannten mit dem linearen Energietransfer der Strahlung zunimmt (Verhältnis Einzel- : Doppelstrangbrüchen 1 : 20 bis 1 : 10). Weiterhin treten DNA-Basenschäden ein, die nach Entfernung der geschädigten Basen durch N-Glykosidasen zu apurinen bzw. apyrimidinen Stellen in der DNA führen (Abb. 20). Monofunktionelle Alkylantien hängen Methyl-, Äthyl- und andere Gruppen vorzugsweise an das Guanin (N7, 06) und das Adenin (N3) und führen zur Bildung von Phosphotriestern. Polyfunktionelle Alkylantien führen u. a. über N7- bzw. 06-Alkylierungen des Guanins zu sog. Vernetzungen zwischen DNA-Basen, die zu ca. 75% Basen eines Stranges, zu ca. 25% Basen beider Stränge der DNA-Doppelhelix betreffen. Daneben kommt es zur Apurinisierung und zu Einzelstrangbrüchen (Abb. 21).

Nach dem zeitlichen Muster des Auftretens der chromosomalen Strukturum-

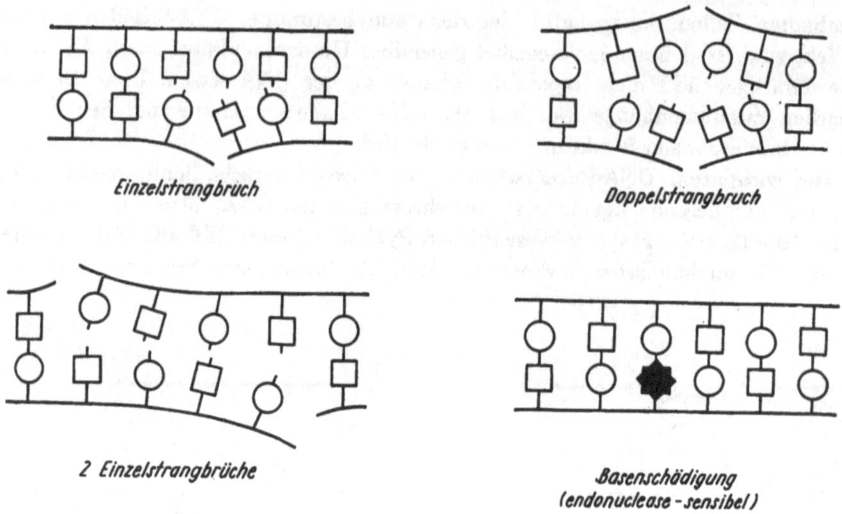

Abb. 20 Schematische Darstellung einiger DNA-Schadenstypen nach Einwirkung von ionisierenden Strahlenarten (aus 18)

bauten in der der Agenzeinwirkung folgenden mitotischen Metaphase, in der die Umbauten mikroskopisch nachweisbar werden, können 2 Typen umbauinduzierender Agenzien unterschieden werden [31]:

1. Agenzien mit unverzögerter Wirkung (ionisierende Strahlenarten, Bleomycin, Streptonigrin etc.). Die Strukturumbauten entstehen in diesem Fall nach Setzung der Primärschäden an der DNA durch replikationsunabhängige „Mis-Reparatur" der Schäden in allen Stadien des Zellzyklus.

2. Agenzien mit verzögerter Wirkung (alkylierende Agenzien, UV-Licht und zahlreiche andere chemische Mutagene). Die Strukturumbauentstehung ist in diesem Fall an die Passage der DNA-Replikationsphase (S-Periode) gebunden und wahrscheinlich das Ergebnis einer „Mis-Replikation" als Folge der DNA-Schäden. Werden durch diese Agenzien Primärschäden nach Abschluß der S-Phase gesetzt, treten chromosomale Strukturumbauten erst in der übernächsten Mitose, d. h. nach Passage der nächsten DNA-Replikation, auf.

DNA-Basenschäden und Einzelstrangbrüche können durch verschiedene zelleigene Reparaturmechanismen aus der DNA entfernt werden. Die Möglichkeit zur Reparatur von Doppelstrangbrüchen ist problematischer, obwohl auch hierfür inzwischen Enzyme bekannt geworden sind [s. 26, 36]. Das bedeutet, daß es sich bei den zu Chromosomenumbauten führenden Schäden grundsätzlich um jene handelt, die nicht oder fehlerhaft repariert wurden bzw. zu Fehlern bei der DNA-Replikation Anlaß gaben.

Die Prozeßfolge, die ausgehend von DNA-Primärschäden zu mehr oder weniger komplexen Umorientierungen der DNA-Doppelhelix und zu Wechselwirkungen

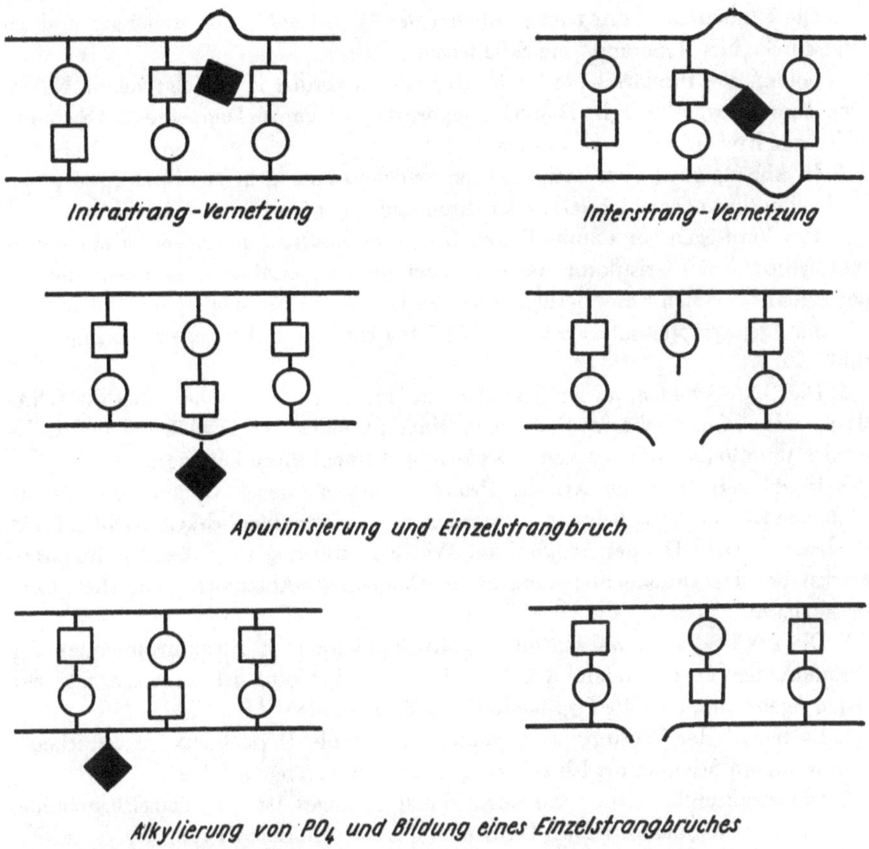

Abb. 21 Schematische Darstellung einiger DNA-Schadenstypen nach Einwirkung von alkylierenden Agenzien (aus 18)

zwischen derartigen geschädigten Helices führen, die schließlich nach den Kompaktierungsvorgängen am Metaphasechromosom als Strukturumbauten erkennbar werden, ist noch weitgehend unverstanden und ein Feld mannigfaltiger Modellbildungsversuche [s. 28]. Nachteile aller zur Zeit diskutierten Modelle ist, daß sie kaum Ansätze zur experimentellen Verifizierung oder Ablehnung bieten. Sie sollen unter diesen Umständen hier nicht zur Diskussion gestellt werden. Stattdessen einige allgemeine Bemerkungen zum Problem der Umwandlung von DNA-Primärschäden in chromosomale Strukturumbauten nach Einwirkung von umbauinduzierenden Agenzien mit unverzögerter bzw. verzögerter Wirkung.

Für Agenzien mit unverzögerter Wirkung (z. B. Röntgenstrahlen) ergibt sich folgendes:

1. DNA-Einzelstrangbrüche, Doppelstrangbrüche und Basenschäden stellen wahrscheinlich „kritische" Primärschäden der DNA dar, die zu Strukturumbauten führen können.

2. Die Umbaurealisierung ist nicht von der DNA-Replikation abhängig und erfolgt durch „Mis-Reparatur“ am Schadensort.

3. Sofern der Primärschaden kein Doppelstrangbruch ist, erfolgt durch Nukleasen eine Umwandlung in Doppelstrangbrüche, da ganze Doppelhelix-Abschnitte gebrochen bzw. ausgetauscht werden.

4. In Abhängigkeit vom Zeitpunkt der Schadenssetzung in der Interphase treten Umbauten chromosomalen (G1) oder chromatidalen Typs (S und G2) auf.

5. Das Vermögen zur unmittelbaren Doppelstrang-Bruchinduktion ist ein agenzspezifisches Charakteristikum, das wahrscheinlich in kausalem Zusammenhang mit den Agenz-typischen Besonderheiten bei der Umbaurealisierung steht.

Für die Agenzgruppe mit verzögerter Wirkung ergibt sich demgegenüber folgendes Bild:

1. Die DNA-Schäden, die im Endeffekt zu Umbauten führen, betreffen die DNA-Basen oder Phosphodiester-Bindungen eines Stranges der DNA-Doppelhelix. Es werden unmittelbar (direkt) keine DNA-Doppelstrangbrüche induziert.

2. Unabhängig von der Art der Primärschäden an der DNA sind die für die Umbauentstehung entscheidenden Schäden aller Wahrscheinlichkeit nach indirekt entstehende DNA-Doppelstrangbrücke. Wie bei unverzögert wirkenden Agenzien werden bei der Umbauentstehung ganze Doppelhelix-Abschnitte gebrochen bzw. ausgetauscht.

3. Die DNA-Schäden werden durch „Mis-Replikation“ in Strukturumbauten der Chromosomen umgewandelt, d. h., die Umbaurealisierung ist im Gegensatz zur ersten Agenzgruppe an die Replikationsperiode gebunden (Abb. 17).

4. Es bedarf der Wirkung von Nukleasen, um die Doppelhelix zu „brechen“, auch wenn am Schadensort Einzelstrang-Austauschvorgänge erfolgen.

5. Die strukturelle Grundlage des Umbauvorganges ist die Einzelchromatide, d. h., es entstehen ausschließlich Umbauten des chromatidalen Typs.

Es besteht heute kaum ein Zweifel, daß eine wesentliche Voraussetzung für die Umbauentstehung am Chromosom das Durchlaufen eines DNA-Doppelstrangbruch-Stadiums ist. Derartige Doppelstrangbrüche werden entweder direkt gesetzt (unverzögert wirkende Mutagene), oder sie entstehen (indirekt) im Verlauf von DNA-Replikation und/oder Reparatur von DNA-Schäden [18, 32, 62]. Die letztgenannte Möglichkeit kann auf verschiedene Art realisiert werden:

- Bei der DNA-Replikation entsteht gegenüber einem Einzelstrangbruch eine Replikationslücke (ein sog. „gap“);
- Gegenüber einem Einzelstrangbruch oder einer Lücke führt die Wirkung einer Endonuklease zu einem Doppelstrangbruch;
- Der Doppelstrangbruch resultiert aus der zeitlich synchronen Wirkung eines Reparatur-(Excisions-)Enzyms, das an einer DNA-Schadstelle einschneidet, und der DNA-Replikation;
- Doppelstrangbrüche („Quasi-Doppelstrangbrüche“) treten im Verlauf rekombinativer Prozesse an enzymatischen Einschnittstellen der DNA oder Replikationslücken ein, wenn an der Rekombination beide DNA-Stränge beteiligt werden.

Möglichkeiten zur Entstehung verschiedener Umbautypen im Gefolge von DNA-Einzel- und Doppelstrangbrüchen, die vor oder während der chromosomalen DNA-Replikation in Verbindung mit rekombinativen Ereignissen realisiert werden, sind schematisch in Abb. 22 dargestellt worden. Viele wichtige Einzelheiten der

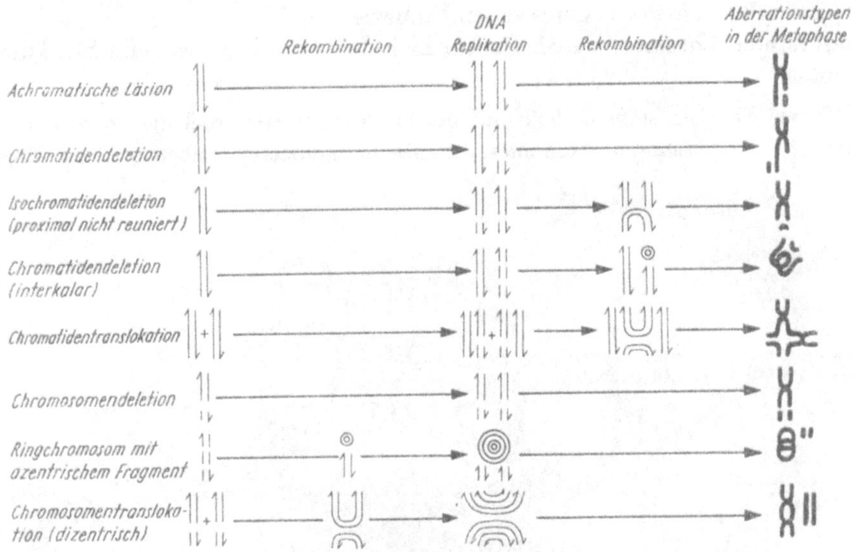

Abb. 22 Möglichkeiten der Entstehung verschiedener Typen von Chromosomenumbauten aus DNA-Einzel- und -Doppelstrangbrüchen in verschiedenen Zellzyklusphasen (nach 2 aus 62)

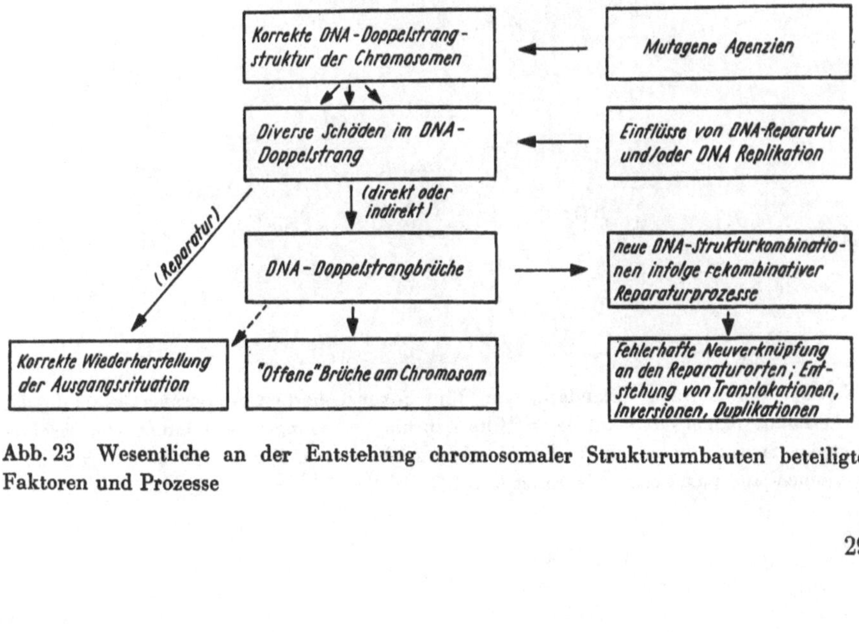

Abb. 23 Wesentliche an der Entstehung chromosomaler Strukturumbauten beteiligte Faktoren und Prozesse

komplexen Prozeßkette sind zur Zeit aber noch völlig oder weitgehend unverstanden. Grob-schematisch versucht das nachfolgende Blockschema (Abb. 23) einen zusammenfassenden, auf viele Details verzichtenden Überblick zur Entstehung chromosomaler Strukturumbauten zu geben.

6. Zum Problem der vorzugsweisen Einbeziehung bestimmter Chromosomenabschnitte in induzierte chromosomale Strukturbauten

Dieses Problem stößt deshalb auf besonderes Interesse, weil die vorzugsweise Einbeziehung bestimmter Chromosomenorte in induzierte Umbauvorgänge Mög-

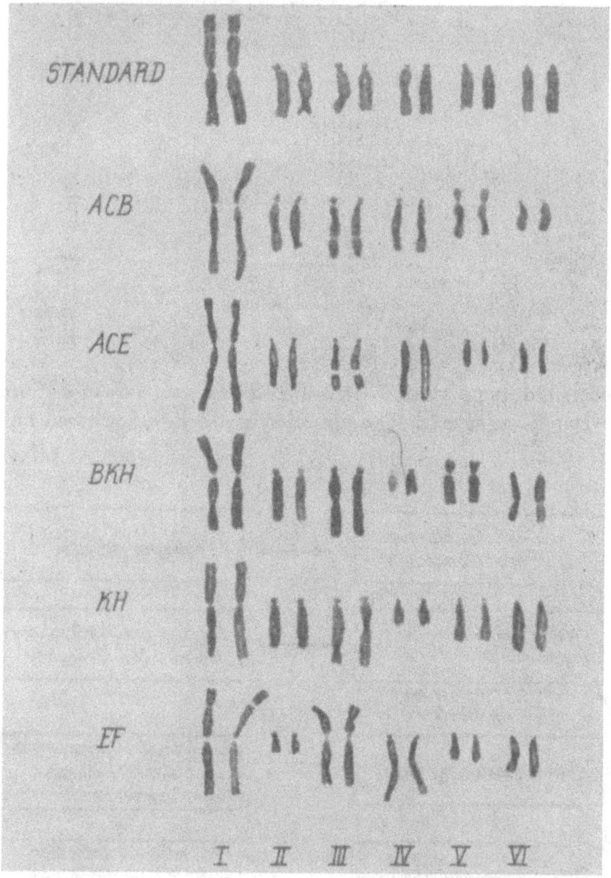

Abb. 24 Der normale (Standard) und fünf rekonstruierte Chromosomenbestände der Ackerbohne (*Vicia faba*) mit deren Hilfe sich die Verteilungsmuster induzierter chromosomaler Strukturumbauten im Detail untersuchen lassen. Die jeweils homologen Chromosomen sind paarweise angeordnet (aus 54)

lichkeiten einer relativ gezielten Umbau-Induktion eröffnen könnte sowie Fragen der Chromosomenstruktur und der Umbauentstehung in einen experimentell angehbaren Kontext zu bringen verspricht. Bei positiver Beantwortung eröffnen sich Möglichkeiten, neue Einsichten in die Beziehungen zwischen Chromosomenfeinbau und Umbauentstehung zu gewinnen. Dieser Fragenkreis ist besonders eingehend von einer Arbeitsgruppe im Zentralinstitut für Genetik und Kulturpflanzenforschung der AdW in Gatersleben untersucht worden. Um ihn mit Erfolgsaussicht experimentell angehen zu können, müssen vom Objekt her zwei Mindestforderungen erfüllt werden:

1. Die Chromosomenzahl in den somatischen Zellen muß möglichst niedrig sein, die Chromosomen müssen möglichst groß sein.

2. Die kompaktierten Metaphasechromosomen müssen morphologisch ohne Schwierigkeiten voneinander unterscheidbar sein, damit sie individuell und abschnittsweise hinsichtlich der Verteilung induzierter Strukturumbauten untersucht werden können.

Forderung 1. wird vom Chromosomenbestand der Ackerbohne (Vicia faba) erfüllt, die in vielen Laboratorien der Welt zum Studium von Problemen der experimentellen Induktion von chromosomalen Strukturumbauten eingesetzt wird und lediglich 12 relativ große Chromosomen pro Zelle enthält.

Zur Erfüllung von Forderung 2. haben wir den Chromosomenbestand der Fragestellung angepaßt, d. h. unter Simulierung der Prozesse der natürlichen Evolution von Chromosomenbeständen (Karyotypevolution), die Standardchromosomen strukturell so weit verändert, daß alle Chromosomen nach Induktion von Struk-

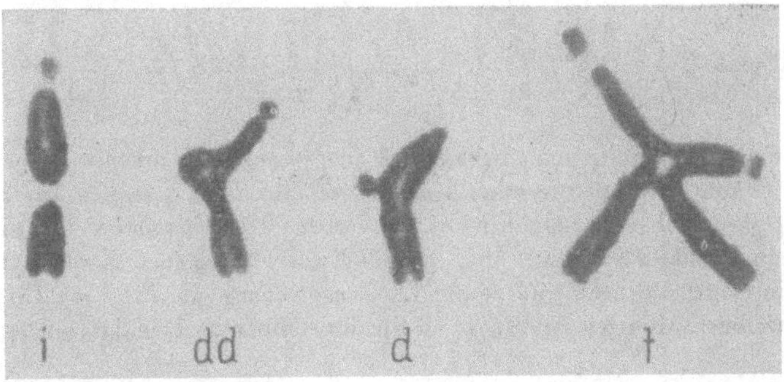

Abb. 25 Vier Haupttypen von Strukturumbauten auf chromatidaler Basis (am replizierten Chromosom, wobei die Einzelchromatide die dem Umbau zugrunde liegende Struktureinheit ist). Sie wurden unter Verwendung der rekonstruierten Chromosomenbestände (s. Abb. 24) von *Vicia faba* hinsichtlich ihrer Verteilung über die Einzelchromosomen untersucht. i — Isolocusbruch oder terminaler Stückausfall; dd — Duplikations-Deletion (Stückausfall in einer und Duplikation des gleichen Segmentes in der anderen Chromatide); d — interkalare Deletion, d. h., Stückverlust in einer der beiden Chromatiden des Chromosoms; t — reziproker Austausch von Chromatidensegmenten zwischen zwei Chromosomen (sogenannte Chromatidentranslokation) (aus 51)

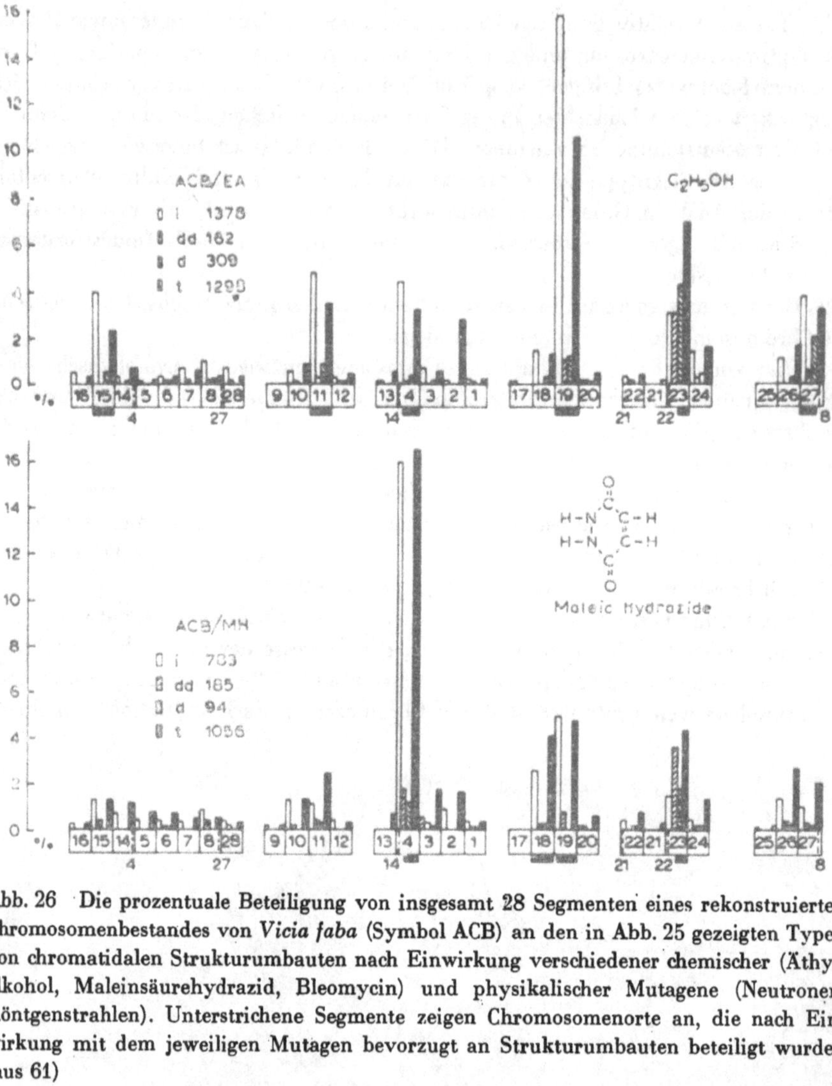

Abb. 26 Die prozentuale Beteiligung von insgesamt 28 Segmenten eines rekonstruierten Chromosomenbestandes von *Vicia faba* (Symbol ACB) an den in Abb. 25 gezeigten Typen von chromatidalen Strukturumbauten nach Einwirkung verschiedener chemischer (Äthylalkohol, Maleinsäurehydrazid, Bleomycin) und physikalischer Mutagene (Neutronen, Röntgenstrahlen). Unterstrichene Segmente zeigen Chromosomenorte an, die nach Einwirkung mit dem jeweiligen Mutagen bevorzugt an Strukturumbauten beteiligt wurden (aus 61)

turumbauten bestimmten Typs (reziproke Segmenttranslokationen zwischen den Chromosomen und Inversionen) eindeutig morphologisch unterscheidbar wurden [41, 51, 54]. Im Verlauf dieser Arbeiten entstand eine Serie von strukturell modifizierten Chromosomenbeständen (Abb. 24), mit denen versucht wurde, folgende Hauptfragen zu beantworten:

1. Ist die Verteilung induzierter chromosomaler Strukturumbauten (Abb. 25) über die Metaphasechromosomen längenproportional oder nicht?

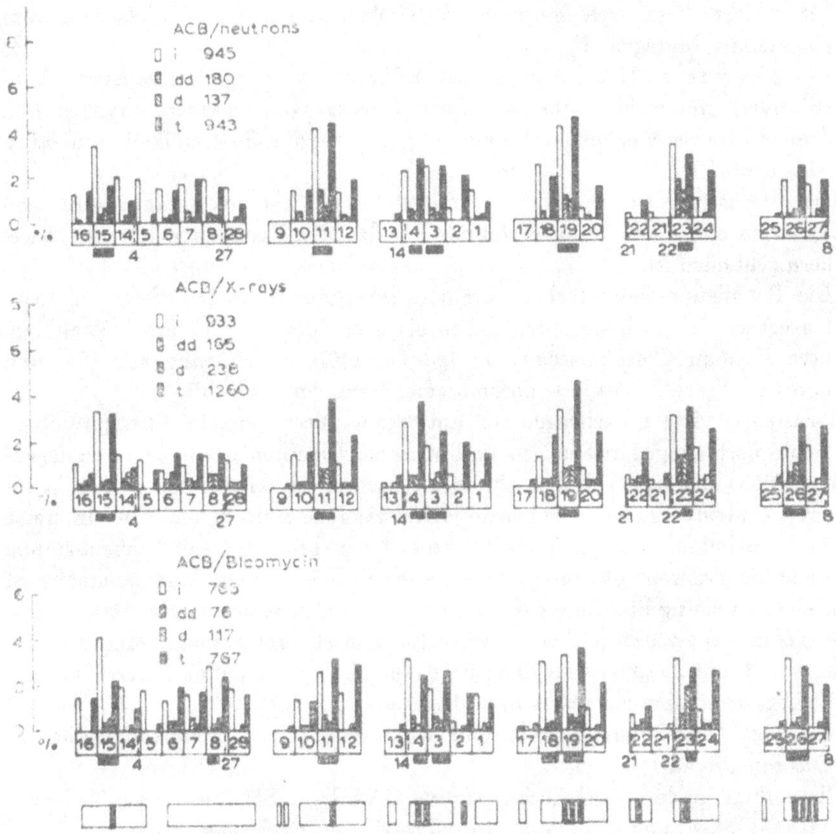

2. Wenn nicht, hängt das Verteilungsmuster von dem zur Umbauinduktion eingesetzten Mutagen ab?

3. Lassen sich Chromosomenorte, die bevorzugt an Strukturumbauten beteiligt werden, strukturell bzw. funktionell näher charakterisieren?

4. Lassen sich präferentielle Umbauverteilungsmuster durch exogene und endogene Faktoren qualitativ bzw. quantativ beeinflussen?

Es ist hier nicht der Ort, auf experimentelle Details einzugehen [s. 51, 52, 54, 60, 61]. Stattdessen soll versucht werden, die Hauptergebnisse unserer Arbeiten, die an einem System von Chromosomenbeständen ohne internationale Parallele erzielt wurden, thesenartig zu umreißen. Die Angaben beziehen sich auf Strukturumbauten, die auf chromatidaler Basis entstehen:

- Die Einwirkung mit ionisierenden Strahlenarten und chemischen Mutagenen führte zur Induktion von Chromatidenumbauten, die in jedem Fall nicht-zufallsgemäß über die Chromosomen verteilt waren (Abb. 26).
- Umbauhäufung trat in einer begrenzten Anzahl von Chromosomenregionen

ein; welche dieser Orte bevorzugt an Umbauten beteiligt wurden, hing vom eingesetzten Mutagen ab.

- Alle bevorzugt an Umbauten beteiligten Chromosomenregionen enthalten (konstitutives) Heterochromatin, wie durch Einsatz von Banding-Techniken und dem Nachweis von heterochromatin-typischer DNA-Spätreplikation deutlich wird (Abb. 27).
- Die stärkste, regionsspezifische Umbauhäufung trat nach Einwirkung von Agenzien ein, deren Umbauinduktion an die DNA-Replikation im Interphasekern gebunden ist.
- Die Beteiligung individueller Chromosomensegmente an induzierten Umbauten erwies sich in bestimmten Fällen als beeinflußbar durch ihre unterschiedliche Position (Nachbarschaft) im jeweiligen Chromosomenbestand [54] und durch die Struktur des Rest-Chromosomenbestandes (Abb. 28).

Ebenso wie viele Einzelfragen zur Entstehung chromosomaler Strukturumbauten heute noch ungeklärt sind, so sind auch die Ursachen bevorzugter, mutagen- und positions-abhängiger Einbeziehung bestimmter Chromosomenregionen in induzierte Umbauvorgänge weitgehend unverstanden. Von besonderem Interesse ist die Korrelation zwischen (konstitutiven) Heterochromatin und Umbauhäufung in bestimmten Chromosomensegmenten, aber auch in diesem Zusammenhang ist noch nicht eindeutig klar, in welchem Umfang die Umbauten im Heterochromatin und/oder in den Grenzbereichen zwischen Eu- und Heterochromatin eintreten [28].

Zu den Hauptcharakteristika (konstitutiven) Heterochromatins gehören [42]:

- Es liegt dicht kompaktiert im Interphasekern vor.
- Es zeigt DNA-Spätreplikation und weist eine höhere Replikationsrate als Euchromatin auf.
- Es enthält in der Regel hoch-repetitive DNA bzw. Satelliten-DNA (A-T-reich oder G-C-reich) und mehr Nichthiston-Proteine als Euchromatin.
- Es ist präferentiell an bestimmten Chromosomenorten lokalisiert und weitgehend transkriptions-inaktiv, d. h. bleibt ohne phänotypische Auswirkung.

Abb. 27 Korrelationen zwischen den in Abhängigkeit vom jeweiligen Mutagen bevorzugt an Strukturumbauten beteiligten Chromosomensegmenten Segmente (Nr. 15, 11, 4, 3, 18, 19, 23, 26, 27) und der Position von Heterochromatin in den *Vicia faba*-Chromosomen. Heterochromatin-Nachweis durch DNA-Replikation am Ende der Synthese-Phase, durch Auftreten spezifischer Querbanden in den Chromosomen und durch Despiralisierung nach Einwirkung von Azacytidin (für Details s. Döbel et al. (14)).
Oberste Reihe: Silberkornfrequenz nach Einbau radioaktiv markierten Thymidins (^{3}H-Thymidin) zum Nachweis der späten DNA-Replikation; darunter: Spätreplikationsnachweis mit Hilfe der sogenannten FPG-Technik, wobei Spätreplikationsbereiche als helle Querbanden auftreten; dritte und vierte Reihe: Das Giemsa-Bandenmuster (dunkle Querbanden) als Heterochromatinindikator; fünfte Reihe: Heterochromatin-Entspiralisierung nach Einbau von Azacytidin in die DNA; unterste Reihe: Heterochromatin-Nachweis durch helle Fluoreszenzbanden nach Einwirkung von Quinacrin (aus 14)

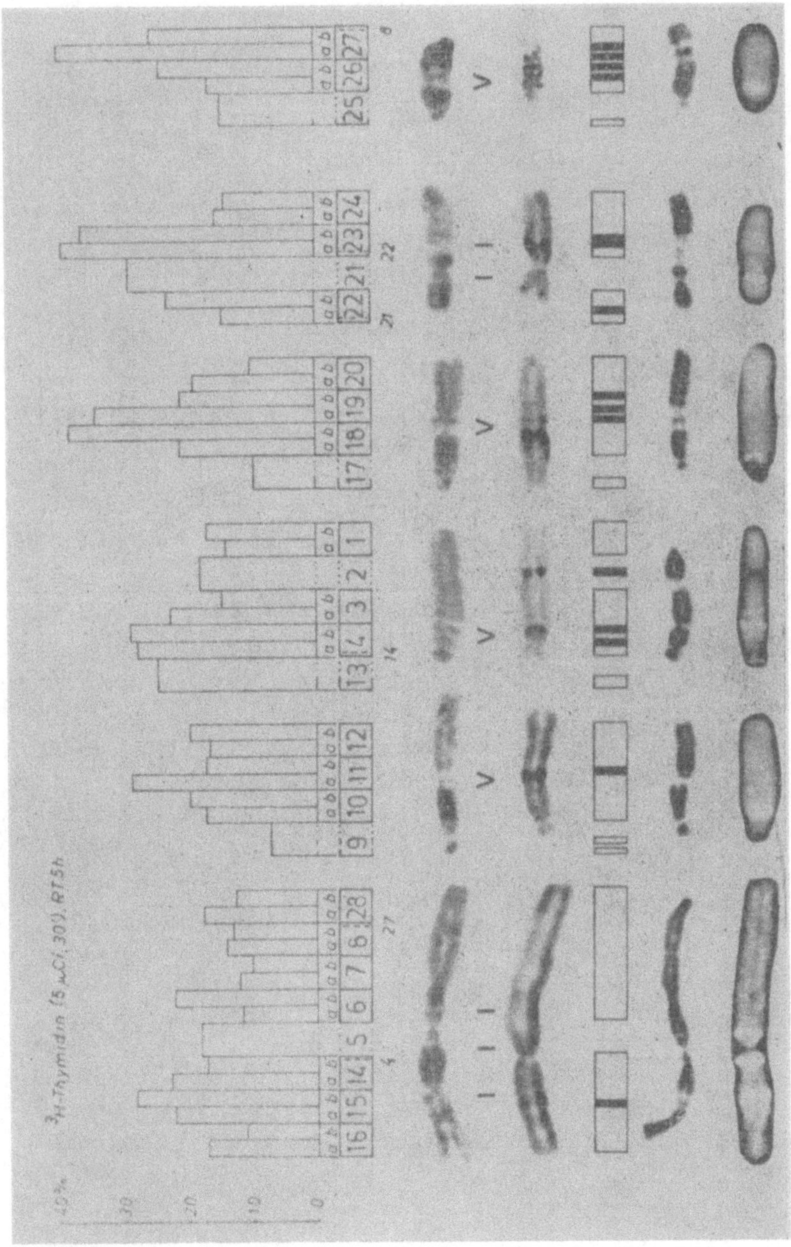

Abb. 27

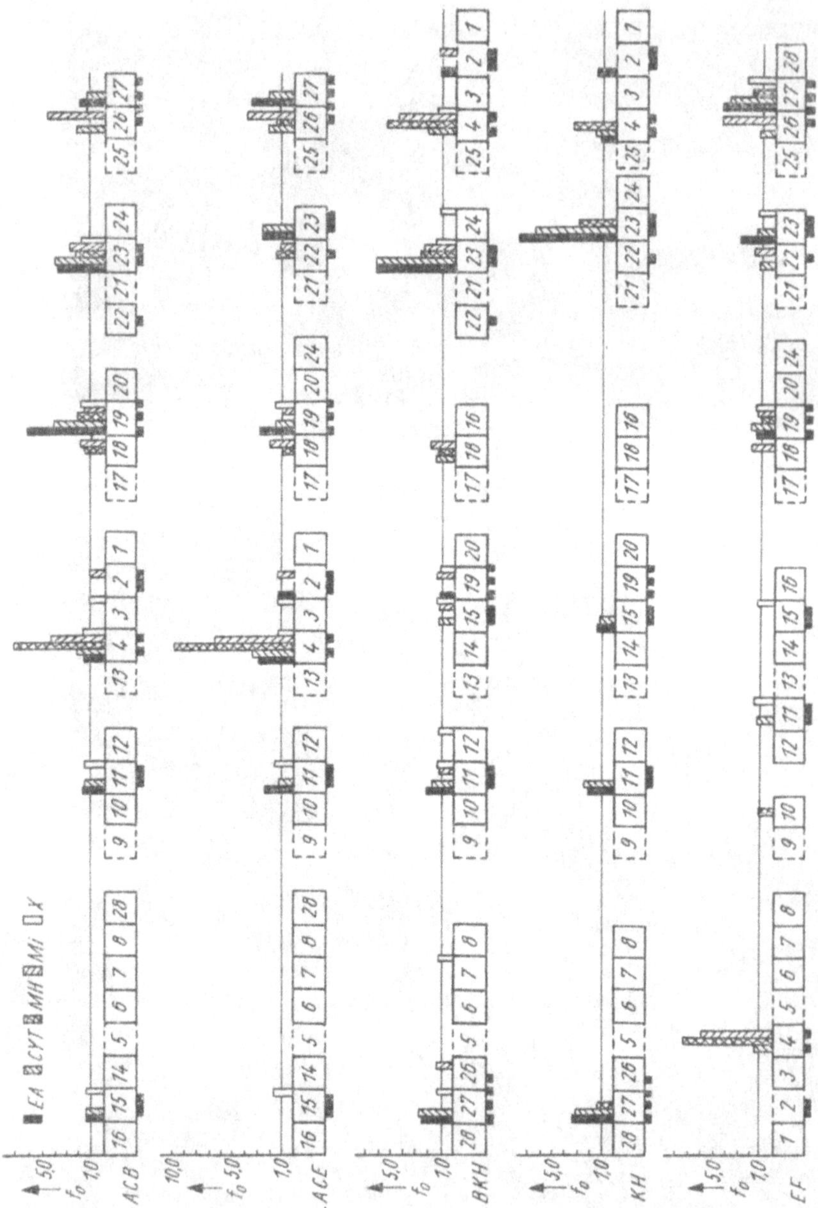

Abb. 28

— Es ist differentiell färbbar (Banding-Techniken) und durch eine rasche Evolution der DNA-Sequenzen gekennzeichnet.

Wie diese Charakteristika Einfluß auf die Umbauverteilung entlang der Chromosomenachse nehmen, ist zur Zeit unbekannt. Es liegt nahe, folgenden Faktoren eine Einflußmöglichkeit zuzuschreiben:

1. Der spezifischen Basenzusammensetzung der DNA in diesen Chromosomenbereichen.
2. Der differentiellen Konzentration repetitiver DNA im Heterochromatin.
3. Der zeitlich differenten DNA-Synthese in Eu- und Heterochromatin.
4. Der interphasischen Assoziation heterochromatischer Chromosomenbereiche und dem charakteristischen Strukturzustand dieser Regionen (der dichten Kompaktierung).

Unsere derzeitigen experimentellen Arbeiten konzentrieren sich auf die Möglichkeiten 1 und 2, d. h. wir versuchen, die DNA des Heterochromatins zu isolieren, zu analysieren, mit bestimmten Heterochromatinbereichen der Chromosomen zu identifizieren und mit Prinzipien der Mutagenwirkung und den dabei zu erwartenden Primärschäden zu korrelieren.

Was die Verteilung der DNA-Primärschäden nach Mutageneinwirkung anbelangt, so sind theoretisch zwei Möglichkeiten ins Auge zu fassen, denen in Abhängigkeit vom verwendeten Mutagen unterschiedliches Gewicht zukommt. Einmal können die DNA-Primärschäden zufallsgemäß über die chromosomale DNA verteilt eintreten. Dies ist für Primärschäden. die durch ionisierende Strahlenarten induziert werden, nicht unwahrscheinlich. Unter diesen Umständen könnte eine nicht-zufallsgemäße Umbauverteilung über die Chromosomen z. B. dadurch entstehen daß der unterschiedliche Kompaktheitsgrad von Eu- und Heterochromatin in der Interphase den korrekten Verlauf von Reparaturvorgängen differentiell beeinflußt bzw. die unterschiedliche Häufung synchron replizierender DNA zu verschieden hohen Wahrscheinlichkeiten von „Mis-Replikation" und „Mis-Reparatur" führt. Andererseits ist nicht auszuschließen, daß nach Einwirkung chemischer Mutagene und trägergebundener Strahlenquellen (^{3}H-markierte Nukleotide), be-

---

Abb. 28 Position und Ausprägung von Orten der induzierten Umbauhäufung (Umbau-„Hotspots") nach Einwirkung mit Äthylalkohol (EA), Cytostasan (CYT; alkylierendes Agenz), Maleinsäurehydrazid (MH), Mitomycin C (MI; Alkylierendes Agenz) und Röntgenstrahlen (X) auf fünf unterschiedlich rekonstruierte *Vicia*-Chromosomenbestände ($f_0 = 1.0$: Umbauhäufigkeit in dem in Frage stehenden Segment entspricht der Erwartung bei zufallsgemäßer Beteiligung). Der Vergleich der unterschiedlichen Ausprägung der Umbau-‚Hotspots' nach Einwirkung der verschiedenen Mutagene und bei Veränderung der jeweiligen Segment-Position in den strukturell verschiedenen Chromosomenbeständen macht die mutagen-spezifische Segmentbeteiligung an Umbauten und deren Beeinflußbarkeit durch veränderte Segmentposition deutlich (vgl. Umbaubeteiligung der Segmente 4, 19, 23 und 26). Schwarze Linien unter bestimmten Segmenten zeigen die Position von Heterochromatin an (aus 54)

reits die DNA-Primärschäden vorzugsweise in Chromosomenbereichen auftreten, die durch spezifische DNA-Basenhäufung, durch unterschiedlichen DNA-Repetitionsgrad, unterschiedliche Proteinausstattung etc. gekennzeichnet sind. Unter solchen Umständen kann durchaus mit unterschiedlicher Anlagerung und Einwirkung von Mutagenen auf verschiedene Chromosomenabschnitte gerechnet werden. Ob in solchen Fällen vorzugsweiser Eintritt von Primärschäden in bestimmten Chromosomenregionen allein ausreicht, um die regions-spezifische Umbaulokalisation in Metaphasechromosomen zu erklären, bleibt zunächst eine offene Frage. Es ist nicht ausgeschlossen, daß nichtzufallsgemäße Verteilung der DNA-Primärschäden in Kombination mit nachfolgenden Prozessen, die die Häufigkeit von „Mis-Reparatur“ bzw. „Mis-Replikation“ beeinflussen, die tatsächlich realisierten, zum Teil mutagen-spezifischen Umbaumuster bedingen.

Wenn in diesem Zusammenhang auch noch wesentliche Probleme ungeklärt sind, so besteht doch kein Zweifel, daß die mutagen-spezifische Umbauhäufung in bestimmten Chromosomenregionen und deren Beziehung zu bestimmten Strukturdetails der Chromosomen neue Analysenmöglichkeiten sowohl zu Fragen der Chromosomenstruktur als auch zu Problemen der Umbauentstehung eröffnet haben.

Literatur

[1] Ammermann, D.: Biologie in unserer Zeit **9**, 40 (1979).

[2] Bender, M. A., Griggs, H. G., Bedford, J. S.: Mutation Research **23**, 197 (1974).

[3] Bonner, J., Dahmus, M. E., Fambrough, D., Huang, R. C., Marushige, K., Tuan, D. Y. H.: Science **159**, 47 (1968).

[4] Boveri, Th.: Beitr. Anthropol. Bayerns **8**, 27 (1889).

[5] Boveri, Th.: Sitzungsber. Ges. Morph. Phys., München **8**, 114 (1893).

[6] Britten, R. J., Kohne, D. E.: Carnegie Inst. Yearbook **65**, 78 (1965).

[7] Britten, R. J., Kohne, D. E.: Science **161**, 529 (1968)

[8] Brown, S. W.: Science **151**, 417 (1966).

[9] Bütschli, O.: Z. Wiss. Zool. **25**, 201 (1875).

[10] Bütschli, O.: Z. Wiss. Zool. **25**, 426 (1875).

[11] Callan, H. G.: Biol. Zentralbl. **95**, 531 (1976).

[12] Cremisi, C., Chestier, A., Yanin, M.: Cell **12**, 947 (1977).

[13] Döbel, P., Rieger, R., Michaelis, A.: Chromosoma **43**, 409 (1973).

[14] Döbel, P., Schubert, I., Rieger, R.: Chromosoma **69**, 193 (1978).

[15] Edenberg, H. J., Huberman, J. A.: Ann. Rev. Genet. **9**, 245 (1975).

[16] Eliasson, R., Reichard, P.: Nature **272**, 184 (1978).

[17] Evans, H. J., Scott, D.: Proc. Roy. Soc. Lond. Ser. B **173**, 491 (1969).

[18] Evans, H. J.: In: “Progress in Genetic Toxicology” (Eds.: D. Scott, B. A. Bridges, F. H. Sobels), Elsevier/North Holland, S. 57, (1977).

[19] Flavell, R. B., Bennet, M. D., Smith, J. B., Smith, D. B.: Biochem. Genet. **12**, 257 (1974).

[20] Freedlender, E. F., Taichman, L., Smithies, O.: Biochemistry **16**, 1802 (1977).

[21] Günther, E.: Grundriß der Genetik. VEB G. Fischer Verlag, Jena (1978).

[22] HAND, R.: Cell **15**, 317 (1978).
[23] HEITZ, E.: Pringsheims Jb. wiss. Bot. **69**, 762 (1928).
[24] HENKING, H.: Monatsschr. Anat. Phys. **7**, 243 (1890).
[25] HOFEMEISTER, J., RIEGER, R.: In: „Desoxyribonukleinsäure — Schlüssel des Lebens" (Ed.: E. GEISSLER), Akademie-Verlag, Berlin, 2. Aufl., S. 53 (1972).
[26] HOFEMEISTER, J.: Biol. Zentralblatt **97**, 667 (1978).
[27] HUBERMAN, J. A., RIGGS, A. D.: J. Mol. Biol. **32**, 327 (1968).
[28] KAINA, B.: Biol. Zentralblatt **98**, 129 (1979).
[29] KAUFMANN, G., ANDERSON, S., DEPAMPHILIS, M. L.: J. Mol. Biol. **116**, 549 (1977).
[30] KAVENOFF, R., ZIMM, B. H.: Chromosoma **41**, 1 (1973).
[31] KIHLMAN, B. A.: Action of Chemicals on Dividing Cells. Prentice-Hall Inc., Englewood Cliffs, New Jersey (1966).
[32] KIHLMAN, B. A.: Caffeine and Chromosomes. Elsevier Publ. Comp., Amsterdam, New York, Oxford (1977).
[33] KNIPPERS, R.: Molekulare Genetik. G. Thieme-Verlag Stuttgart (1976).
[34] KORNBERG, R. D.: Science **184**, 886 (1974).
[35] KORNBERG, R. D., THOMAS, J. O.: Science **184**, 865 (1974).
[36] KÖRNER, I., MALZ, W., PITRA, C.: Biol. Zentralblatt **95**, 561 (1976).
[37] KURNIT, D. M.: Humangenetik **47**, 169 (1979).
[38] LIBBERT, E.: Kompendium der allgemeinen Biologie. VEB G. Fischer Verlag, Jena (1976).
[39] LÖBER, G., KLEINWÄCHTER, V., KOUDELKA, I., BALCAROVA, Z., FILKUKA, I., KRESCI, P., DÖBEL, P., RIEGER, R.: Biol. Zentralblatt **95**, 169 (1976).
[40] MARION, C., ROUX, B.: Nucleic Acids Res. **5**, 4431 (1978).
[41] MICHAELIS, A., RIEGER, R.: Chromosoma **35**, 1 (1971).
[42] NAGL, W.: Zellkern und Zellzyklen. Verlag E. Ulmer, Stuttgart (1976).
[43] OKAZAKI, R., OKAZAKI, T., SAKABE, K., SUGIMOTO, K., SUGINO, A.: Proc. Nat. Acad. Sci USA **59**, 598 (1968).
[44] OLINS, A. L., OLINS, D. E.: Science **183**, 330 (1974).
[45] OUDET, P., GROSS-BELLARD, M., CHAMBON, P.: Cell **4**, 281 (1975).
[46] PANITZ, R., RIEGER, R.: In: „Molekulare Biologie der Zelle" (Ed.: H. BIELKA), VEB G. Fischer Verlag, Jena, S. 591 (1973).
[47] PANITZ, R.: Biol. Zentralblatt **97**, 1 (1978).
[48] PASSARGE, E.: In: "Methods in Human Cytogenetics" (Eds.: H. G. SCHWARZACHER u. U. WOLF), Springer-Verlag Berlin, Heidelberg, New York, S. 135 (1974).
[49] PERLMAN, D., HUBERMAN, J. A.: Cell **12**, 1029 (1977).
[50] RIEGER, R., MICHAELIS, A.: Chromosomenmutationen. VEB G. Fischer Verlag, Jena (1967).
[51] RIEGER, R., MICHAELIS, A.: Biol. Zentralblatt **91**, 151 (1972).
[52] RIEGER, R., MICHAELIS, A., SCHUBERT, I., DÖBEL, P., JANK, H.-W.: Mutation Research **27**, 69 (1975).
[53] RIEGER, R., MICHAELIS, A., GREEN, M. M.: Glossary of Genetics and Cytogenetics — Classical and Molecular. VEB G. Fischer Verlag, Jena (1976).
[54] RIEGER, R., MICHAELIS, A., SCHUBERT, I., KAINA, B.: Biol. Zentralblatt **96**, 161 (1977).
[55] RIS, H., KUBAI, D. F.: Ann. Rev. Genet. **4**, 263 (1970).
[56] RIS, H.: CIBA Found. Symp. **28**, Elsevier ,North Holland, Amsterdam, New York, Oxford (1975).

[57] Rückert, J.: Anat. Anz. **8**, 44 (1892).
[58] Ruzicka, F.: Biol. Zentralblatt **97**, 419 (1978).
[59] Schneider, A.: Oberhess. Ges. Natur-Heilk. Gießen, Ber. Oberhessen **14**, 69 (1873).
[60] Schubert, I., Rieger, R.: Mutation Research **35**, 79 (1976).
[61] Schubert, I., Rieger, R.: Mutation Research **44**, 337 (1977).
[62] Schubert, I.: Biol. Zentralblatt **97**, 571 (1978).
[63] Schubert, I.: Biol. Zentralblatt **98**, 257 (1979).
[64] Strasburger, E.: Zellbildung und Zellteilung. G. Fischer Verlag, Jena (1880).
[65] Strasburger, E., Noll, F., Schenck, H., Schimper, A. F. W.: Lehrbuch der Botanik. 31. Aufl. VEB G. Fischer Verlag, Jena (1978).
[66] Sutton, W. S.: Biol. Bull. **4**, 231 (1903).
[67] Taylor, J.: J. Biophys. Cytol. **7**, 455 (1960).
[68] Vengerov, Yu. Yu., Popenko, V. I., Lang, H., Tikhonenko, A. S.: Biol. Zentralblatt **97**, 29 (1978).
[69] Waldeyer, W.: Arch. mikroskop. Anatomie **32**, 1 (1888).
[70] Wray, W., Stubblefield, E.: Exp. Cell Res. **59**, 469 (1970).

FSC
www.fsc.org
MIX
Papier | Fördert
gute Waldnutzung
FSC® C083411

Zeitfracht Medien GmbH
Ferdinand-Jühlke-Straße 7
99095 Erfurt, Deutschland
produktsicherheit@kolibri360.de